FRACTURE DE JAMBE

CONSOLIDATION VICIEUSE

ACTION INTENTÉE PAR LE BLESSÉ CONTRE SON MÉDECIN

RÉFLEXIONS

PAR

Le Dr Alphonse JAUMES

PROFESSEUR DE MÉDECINE LÉGALE A LA FACULTÉ DE MONTPELLIER

MONTPELLIER

TYPOGRAPHIE ET LITHOGRAPHIE CHARLES BOEHM

ÉDITEUR DU MONTPELLIER MÉDICAL

ET DE LA GAZETTE HEBDOMADAIRE DES SCIENCES MÉDICALES.

1889

FRACTURE DE JAMBE

CONSOLIDATION VICIEUSE

ACTION INTENTÉE PAR LE BLESSÉ CONTRE SON MÉDECIN

FRACTURE DE JAMBE

CONSOLIDATION VICIEUSE

ACTION INTENTÉE PAR LE BLESSÉ CONTRE SON MÉDECIN

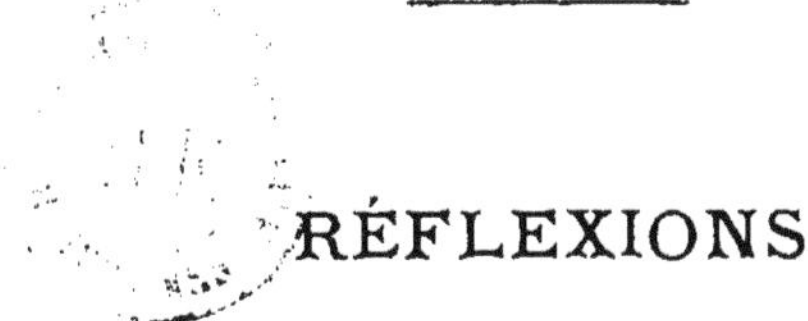

RÉFLEXIONS

PAR

Le Dr Alphonse JAUMES

PROFESSEUR DE MÉDECINE LÉGALE A LA FACULTÉ DE MONTPELLIER

MONTPELLIER

TYPOGRAPHIE ET LITHOGRAPHIE CHARLES BOEHM

ÉDITEUR DU MONTPELLIER MÉDICAL

ET DE LA GAZETTE HEBDOMADAIRE DES SCIENCES MÉDICALES.

1889

FRACTURE DE JAMBE

CONSOLIDATION VICIEUSE

ACTION INTENTÉE PAR LE BLESSÉ CONTRE SON MÉDECIN

RÉFLEXIONS

Par le D' Alphonse JAUMES, Professeur de Médecine Légale
à la Faculté de Montpellier.

Un jugement, en date du 22 janvier 1885, du Tribunal civil de . . . . . ., nous confiait, à MM. Dubrueil, Grynfeltt et moi, la mission de déterminer si la consolidation vicieuse d'une fracture double de jambe, dont un sieur B..., plâtrier, avait été atteint, engageait la responsabilité du médecin traitant, le D' X...

Nous devions « rapporter, tenant tel compte que de droit des déclarations par nous reçues :

»1° Quel était l'état de la jambe de B... immédiatement après l'accident ?

»Quel était cet état au moment où l'appareil a été enlevé et quel est l'état actuel du blessé ?

»2° Si, pour une pareille fracture, l'appareil mobile employé par le D' X... était suffisant. Et, en admettant qu'on dût employer un bandage mobile, si ce dernier n'avait pas devoir d'examiner à des périodes plus rapprochées l'état de la fracture ?

»3° S'il n'y a pas eu faute résultant de ce fait que le D' X... n'avait procédé à aucune vérification pendant quarante jours consécutifs ?

»4° Si la déviation du pied, en admettant qu'elle se soit produite pendant l'application du premier appareil mobile, n'est pas la preuve contraire que la soudure de la fracture ne s'opérait pas comme elle le devait?

»5° S'il n'y a pas eu faute de ne pas avoir recherché la cause de cette déviation dès qu'elle a été signalée et constatée?

»S'il y avait un inconvénient quelconque à défaire tout ou partie de l'appareil mobile pour procéder à cette vérification ?

»6° S'il était suffisant, pour empêcher la déviation, de pousser légèrement l'extrémité du pied avec des serviettes ou des coussins, ou si, au contraire, il ne fallait pas ramener le pied à sa position naturelle en remontant jusqu'à la fracture, même en pratiquant une nouvelle fracture si la première soudure n'avait pas pu s'opérer régulièrement?

»7° Si la couleur rouge foncé et les petits boutons blancs qui se sont produits sur la jambe n'étaient pas le signe d'un commencement de gangrène déterminée par le mauvais état de l'appareil mobile, le défaut de surveillance de la fracture, en un mot par le manque de soins intelligents ?

»8° Dire et rapporter quelles sont les causes et la nature des proéminences signalées au docteur lorsque l'appareil a été enlevé ? Quelles ont été leurs conséquences ?

»9° Si le Dr X... n'a pas fait preuve d'une ignorance grave de son art en disant à B..., au sujet de ces proéminences : C'est le cal. il n'y a rien à faire ?

»10° Quel est l'état actuel de la jambe de B...? — S'il pourra s'en servir comme dans le passé et dans combien de temps ? — Quelles sont les causes qui ont retardé et retarderont ou pourront empêcher la guérison complète du blessé et si ces causes sont imputables au Dr X...?

»11° Quelle est la différence qui existe entre l'état de la fracture au moment où l'appareil «jambière» a été placé et l'état actuel ?

»12° Si le même appareil ou un appareil analogue placé immédiatement après la constatation des proéminences ou à une époque antérieure n'aurait pas eu pour effet d'atténuer considérablement la gravité de la fracture ?

»13° S'il n'y a pas eu faute, imprudence ou négligence quelconque commises par le Dr X..., soit au début du traitement, soit dans le cours de la maladie, et si toutes les précautions prescrites par la science ou indiquées par la simple prudence ont été prises ? »

Nous étions chargés en outre, « sur la demande du Dr X..., de dire et de rapporter :

»1° De quel genre de fracture il s'est agi.

»2° Si cette fracture pouvait être guérie par l'application des moyens que l'on emploie ordinairement, comme le bandage contentif de Scultet?

»3° S'il y a eu, de la part du médecin, quelque infraction aux préceptes et aux applications que la chirurgie prescrit de mettre en œuvre en pareil cas ?

»4° En quoi auraient consisté les infractions commises, comme négligence, imprudence ou maladresse?

»5° Si la mollesse persistante du cal ne tient pas à la constitution aride, sèche et nerveuse du sujet, chez lequel les sucs osseux auraient fait défaut ou n'auraient pas trouvé les matériaux appropriés pour l'organiser solidement. Si la contraction musculaire mise en jeu par les diverses impressions ou émotions ressenties par le malade n'a pas joué un rôle préjudiciable et si le cal est une lésion incurable ?

»6° Si le malade n'aurait pas pu recouvrer la rectitude et la sûreté du membre blessé en se soumettant, depuis qu'il a laissé son premier médecin, au traitement méthodique que comportaient les complications qui se sont produites?

»7° S'il ne résulte pas pour les experts, soit de l'inspection du sujet, soit des divers renseignements et témoignages par eux recueillis :

»Que l'état actuel de B... est dû à sa faute et à son imprudence, le demandeur s'étant mis dans la situation où il se trouve, soit en remuant la jambe contrairement aux prescriptions du docteur, soit en se livrant aux travaux habituels de son état? »

Nous étions enfin autorisés à nous « entourer de tous renseignements ou témoignages utiles à la manifestation de la vérité, à charge d'en indiquer la source ».

Le 20 avril suivant, le sieur B... se rendit à Montpellier dans le cabinet de l'un de nous ; — sa jambe fut examinée, et il nous renseigna, soit spontanément, soit après questions, sur la manière d'agir de son médecin vis-à-vis de lui ; quelques jours après (9 mai), le Dr X... vint, à son tour, exposer devant nous ce qui s'était passé.

Notre Collègue, M. Grynfeltt, voulut bien se charger de la rédaction du Rapport.

PREMIER RAPPORT.

Historique. — Le 30 mai 1884, B..., plâtrier, domicilié à C..., âgé de 43 ans, fut victime d'un accident de charrette et eut les deux os, tibia et péroné, de la jambe gauche fracturés par action directe, par pression du talon (extrémité postérieure) du véhicule au-dessous duquel était engagé le pied, et c'est en voulant le dégager que B... se fractura la jambe. Cette fracture se produisit à 8 ou 10 centim. au-dessus de l'articulation du cou-de pied. Nous préciserons mieux ultérieurement, quand nous décrirons l'état actuel du blessé, le siège de cette fracture et la longueur des fragments osseux concourant à la formation du cal vicieux qui en a été le résultat définitif. Dans tous les cas, cette fracture, bien que portant sur les deux os de la jambe, était, au point de vue de la chirurgie clinique, une fracture simple.

Au moment même de l'accident, avant la production de tout gonflement, de toute ecchymose, M. le Dr X..., de C..., fut appelé, et après avoir fait pratiquer par des aides, sous sa direction, l'extension et la contre-extension (c'est B... lui-même qui nous a parlé de cette manœuvre), de façon à réduire la fracture aussi exactement que possible, il entoura le membre d'un appareil classique de Scultet.

Cet appareil a consisté en une série de bandelettes disposées circulairement, l'une à la suite de l'autre, autour du membre, depuis le cou-de-pied seulement jusqu'au genou, et en trois coussins de balles d'avoine placés un de chaque côté du membre fracturé et le troisième en avant, sur lesquels coussins reposaient trois planchettes, le tout assujetti par trois rubans de fil dits *chevilière*. Le Dr X... aurait refusé de se servir pour cet usage de courroies, dont l'action contentive, avec un degré de constriction suffisante, eût été peut-être plus efficace. Puis le membre fut placé sur un oreiller. Le lit, garni d'une paillasse et d'un matelas, fut disposé, paraît-il, de façon à éviter tout enfoncement du membre blessé au milieu

des pièces de la literie, c'est-à-dire qu'une planche fut inter-
posée au matelas et à la paillasse.

Les deux ou trois premiers jours, le D^r X .. fit deux visites
par jour, puis une seule, puis enfin une tous les deux ou trois
jours seulement ; trente-trois visites ont été faites en tout. Depuis
le jour de l'accident, c'est-à-dire depuis le 30 mai jusqu'au
6 juillet, vingt-quatre visites avaient été faites. A cette dernière date seulement, la défectuosité de la consolidation osseuse
fut constatée, ainsi qu'un certain degré encore de mobilité des
fragments. Mais jusqu'à cette date, au dire de B.. , l'appareil
n'avait jamais été levé, de façon à voir ce qui se passait du côté
de la fracture. Plusieurs fois, souvent même, les chevilières
avaient été serrées quand leur degré de constriction avait paru
insuffisant ; mais jamais l'appareil n'avait été défait, jamais les
bandelettes n'avaient été déroulées. Suivant M. le Dr X..., toutes
les pièces extérieures de l'appareil auraient été levées une fois,
sans qu'il puisse préciser la date, plusieurs fois même le coussin
antérieur aurait été remanié, retourné ; mais jamais, il l'avoue
lui-même, les bandelettes du Scultet n'ont été défaites, parce
que, dit-il, jamais le doigt promené à plusieurs reprises sur la
crête antérieure du tibia ne lui avait fait constater le chevauchement des fragments. Au moyen de serviettes ou de coussins ser-
vant de cales, il s'est efforcé tout le temps de maintenir le pied
dans une bonne direction alors que ce segment du membre avait
de la tendance à se dévier.

Le 6 juillet, l'appareil est complètement levé. Les coussins
étaient mouillés, altérés sans doute, dit le Dr X..., par les applications d'eau blanche prescrites depuis quelques jours pour
combattre un certain degré d'enflure du pied, mais ils n'étaient
pas entièrement pourris, comme l'affirme le malade. En tout
cas, le Dr X... nie avoir donné l'ordre de les faire disparaître
par le feu. La région de la fracture est rouge violacé et parsemée de petits boutons blancs. Les fragments osseux sont mal
coaptés, ils donnent lieu à deux saillies que nous décrirons plus
loin, et ils présentent encore un certain degré de mobilité.

Ayant constaté cette double défectuosité de la consolidation de la fracture, le Dr X... se contenta d'appliquer une bande roulée autour de la jambe et d'immobiliser la fracture avec de simples attelles en carton, en même temps qu'il prescrivit le repos absolu au lit, qui ne fut pas, paraît-il, très rigoureusement observé.

Ce mode de contention fut le seul employé jusqu'au 6 août, époque à laquelle le Dr X... cessa ses visites régulières, d'autant que le malade se plaignait toujours du peu de succès du traitement mis en usage et que les explications du docteur sur l'existence d'un cal exubérant le satisfaisaient médiocrement.

Sur les conseils d'un médecin qui, au dire de B..., l'aurait examiné les 15 et 20 août, et qui constata ce qu'avait d'irrégulier la marche de la consolidation de cette fracture, M. le professeur Dubrueil fut consulté le 23 du même mois. Ce dernier reconnut sans peine le défaut de coaptation et la mobilité des os (tibia et péroné) fracturés, et prescrivit l'usage d'un appareil prothétique (jambière) destiné à permettre la déambulation et à favoriser la guérison de la pseudarthrose qu'il venait de constater.

Enfin, M. le Dr X..., qui revit le malade pour la dernière fois le 26 août, reconnut son erreur sur la nature des exubérances osseuses siégeant au niveau de la fracture, sans toutefois formuler un pronostic trop grave pour l'avenir.

État actuel. — Lorsque, le 20 avril 1885, nous avons examiné le sieur B... dans le cabinet de M. le professeur Jaumes, nous l'avons trouvé, au point de vue de l'état général, aussi bien que possible. Il ne paraît pas avoir beaucoup maigri. Il porte l'appareil dont M. le professeur Dubrueil lui a recommandé l'usage et peut grâce à lui, avec l'aide d'une béquille, marcher sans trop de peine, bien qu'il dise éprouver au siège de la fracture, pendant la marche, une douleur assez vive. Pendant la station debout, cette douleur est « morte », à ce qu'il dit.

Débarrassé de son appareil prothétique, B... marche plus péniblement, à ce qu'il paraît. Néanmoins l'épiderme de la région plantaire gauche, c'est-à-dire du côté malade, ne diffère

pas notablement de celui du côté opposé, il est tout aussi épais.
Le mollet est sensiblement amaigri; mesuré dans sa partie la
plus charnue, il a 0^m,27 centim. de circonférence, tandis que
du côté sain, dans le point correspondant, il en a 31. La peau ne
présente aucune altération à l'heure actuelle et n'offre aucune trace
de l'éruption vésiculo-pustuleuse qui s'est produite, paraît-il, au
cours du traitement. Le pied est légèrement renversé en dedans,
sa face plantaire regarde un peu dans cette direction, c'est-à dire
qu'il présente un léger degré de *varus*. L'articulation du cou-
de-pied jouit à peu près de tous ses mouvements. A 10 centim.
environ au-dessus de cette articulation est ou plutôt était la
fracture, car aujourd'hui elle est complètement consolidée.
M. le professeur Dubrueil ne retrouve plus la mobilité qu'il
avait constatée le 23 août 1884, quand il vit B... dans son
cabinet. Mais la coaptation vicieuse des fragments, telle que
l'extrémité supérieure du fragment inférieur du tibia fait saillie
en avant, tandis que l'extrémité supérieure du fragment homologue du péroné se trouve portée en arrière, avec saillie en avant
de l'extrémité inférieure du fragment supérieur de cet os, permet
d'étudier la direction générale de cette ancienne fracture et la
disposition respective des divers segments osseux qui la consti-
tuaient.

La direction générale est oblique en bas et en dehors. Les deux
os de la jambe ont été fracturés. Le trait de cette fracture n'est
que trop visible, par suite de la défectuosité du cal dont nous
venons de parler. Le fragment tibial inférieur, sur son côté
interne, mesure 0^m,11 à partir du sommet de la malléole
interne ; sur sa partie moyenne, dans la direction de la crête
antérieure du tibia, il n'a que 0,07 1/2 centim. à partir du
rebord tibial limitant en avant l'articulation du cou-de-pied. Le
fragment péronier inférieur, du sommet de la malléole externe
au trait de la fracture de cet os, mesure 0,09 centim. Au niveau
même de la fracture, les fragments sont disposés de la façon
suivante : Du côté du tibia, l'extrémité supérieure du fragment
inférieur fait saillie en avant, et cette saillie est surtout accusée
au bord interne de la jambe; là, cette saillie est de 0,01 1/2 cen-

tim. Du côté du péroné, la disposition est inverse: c'est l'extrémité inférieure du fragment supérieur qui est en relief, et ce relief est de 0,0 1/2 centim. environ. La longueur de la jambe, mesurée de la tubérosité antérieure du tibia au milieu de l'articulation du cou-de-pied, est de 0^m,32, tandis que du côté droit elle est de 0^m,33, ce qui donne une différence de longueur, ou un raccourcissement pour le côté malade, de 0^m,01 environ.

DISCUSSION.

Et d'abord, de quel genre de fracture s'agissait-il dans l'espèce? — Ainsi que nous l'avons déjà dit, bien que les deux os de la jambe fussent fracturés, cette fracture était, au point de vue de la chirurgie clinique, une fracture simple. Les os étaient coupés net, sans esquilles, sans solution de continuité des parties molles, sans épanchement notable de sang au foyer de la fracture. Par conséquent cette fracture de jambe pouvait guérir, sauf complications ultérieures, par les moyens ordinaires de la chirurgie, sans accident aucun. Il fallait pourtant se tenir en garde contre la tendance incessante des fragments au déplacement, d'autant plus considérable en l'état que les deux os étaient fracturés à peu près au même niveau et qu'il ne fallait pas compter sur l'office de l'un d'eux comme attelle par rapport à l'autre pour limiter le déplacement. Pourtant la réduction et la coaptation de la fracture dès la première visite, immédiatement après l'accident, n'offrirent aucune difficulté. Elles furent opérées, au dire de B... lui-même, par deux aides exerçant l'extension et la contre-extension, et par le Dr X..., qui pratiqua la coaptation sans qu'il fût nécessaire d'employer une bien grande force. Et cependant, quand l'appareil a été levé complètement, le 6 juillet, les surfaces de section des os avaient perdu les rapports normaux dans lesquels elles avaient été placées dès l'application du premier appareil. L'extrémité supérieure du fragment inférieur du tibia se portait en avant et un peu en dedans, faisant saillie sous la peau dans cette direction, et l'extrémité inférieure du fragment supérieur du péroné était en relief sur le côté externe de la fracture.

Que s'était-il passé ? Soit que l'appareil appliqué fût insuffisant, ce que nous examinerons tout à l'heure; soit que le blessé n'ait pas gardé toute l'immobilité qui eût été nécessaire, l'action puissante des fortes masses musculaires de la partie postérieure de la jambe (muscles jumeaux et soléaire réunis) fixées au calcanéum (tendon d'Achille) avait entraîné cet os en haut et en arrière, faisant basculer en avant l'extrémité supérieure du fragment inférieur du tibia, et avait produit la déformation sus-mentionnée. Quant à la saillie, aussi en avant, de l'extrémité inférieure du fragment supérieur du péroné, elle tenait à l'obliquité en bas et en avant suivant laquelle s'était faite la fracture de cet os, ce que l'on perçoit encore assez nettement à l'examen du malade. La fracture du tibia, au contraire, bien qu'oblique en bas et en dehors dans le sens transversal, était, dans le sens antéro-postérieur, légèrement oblique en bas et en arrière, ce qui avait permis le déplacement ci-dessus indiqué, qui n'est pas précisément le déplacement classique (saillie en avant de l'extrémité inférieure du fragment supérieur), lequel se produit précisément, par suite de l'obliquité habituelle, en bas et en avant du trait de la fracture.

D'ailleurs, c'est surtout dans les fractures par cause directe, comme était celle de B..., ainsi que cela a été établi à l'historique, que la direction de la solution de continuité de l'os, et par suite le déplacement, s'éloigne du type habituel. C'est aussi à l'action des muscles du mollet, aidée par la rétraction consécutive des autres adducteurs du pied, et notamment du jambier antérieur, qu'est dû le léger degré de *varus* que nous avons signalé. Dans tous les cas, l'action musculaire, comme cause productive de déplacements osseux, au cours du traitement des fractures de jambe, doit faire l'objet des préoccupations constantes du chirurgien. Aussi a-t-elle donné lieu à l'invention d'un certain nombre de moyens mécaniques plus ou moins énergiques dirigés contre elle (pointe de Malgaigne, etc.) sans que le résultat définitif ait toujours été bien satisfaisant, tellement la lutte est quelquefois difficile.

En somme, au moment de la levée de l'appareil, les fragments osseux avaient perdu leurs rapports normaux et leurs extrémités donnaient lieu aux saillies que nous venons d'indiquer, et qui ont persisté définitivement, puisque nous les avons constatées au moment de notre examen (20 avril 1885). Seulement, au moment de la levée de l'appareil (6 juillet 1884), la consolidation de la fracture, dans cette position défectueuse des fragments, était bien loin d'être complète, M. le Dr X... l'a constaté lui-même, et M. le professeur Dubrueil a pu s'en convaincre également encore le 23 août suivant. — Quant à la rougeur et aux petits boutons blancs rencontrés dans la région même de la fracture, et qui n'ont laissé aucune trace de leur existence, nous l'avons déjà dit, ce sont des lésions de nutrition des téguments fréquemment observées dans les fractures de jambe, à la production desquelles la constriction exercée par l'appareil n'est pas absolument étrangère ; mais elles sont généralement sans gravité quand on s'occupe un tant soit peu d'elles, ce qui a été fait chez B ..., une fois l'appareil enlevé.

L'appareil de Scultet mis en usage pour le traitement de cette fracture était-il suffisant ? Oui certainement, même avec des liens en chevilière que ne rejette pas absolument Gosselin, à la condition toutefois qu'il soit bien appliqué et que son mode d'action soit attentivement surveillé. C'est précisément même à cause de la possibilité, de la facilité qu'offre son amovibilité de laisser voir ce qui se passe dans la région de la fracture, que cet appareil est resté classique et préféré par quelques chirurgiens, surtout pour certains cas, à tout autre moyen de contention. Sans doute, dans l'espèce, le Dr X... n'a pas tiré de ce mode de déligation tout le parti qu'il eût pu en tirer, il est resté un temps trop long sans vérifier les phénomènes dont le foyer de la fracture était le siège ; pourtant il nous a affirmé qu'ayant plusieurs fois remanié, retourné le coussin antérieur, il avait pu, sans défaire les bandelettes, qui somme toute n'offrent jamais une bien grande épaisseur, constater avec le doigt promené sur la crête tibiale qu'aucun chevauchement des fragments n'avait lieu. Et, de fait, ce dernier a pu se produire très peu de temps avant la levée de l'appareil, la consolidation de la fracture n'étant pas

encore accomplie. Du reste, le soin qu'il prenait de ramener le
pied dans une bonne direction en lui fournissant des tuteurs avec
des coussins, des serviettes, prouve bien la sollicitude qu'avait
M. X... pour son malade. Et, il faut bien le dire, ces moyens sont
généralement suffisants. Mais si, au cours de l'application de l'appareil de Scultet, M. X... avait pu se convaincre, par le toucher
à travers les bandelettes, que les fragments osseux n'avaient subi
aucun déplacement, ce qui est bien sûr, il en a convenu lui-
même, c'est qu'au moment de la levée de l'appareil, le 6 juillet,
il a constaté le chevauchement des fragments de date tout à fait
récente peut être, et le défaut de consolidation de la fracture.
Évidemment, à ce défaut de consolidation il ne pouvait rien : il
est des sujets, en effet, chez lesquels, sans qu'on puisse en dire
la raison, la formation du cal est tardive; et d'ailleurs, au trente-
huitième jour d'une fracture de jambe, le cal n'est généralement
pas solide chez un adulte ; mais, à ce chevauchement des fragments qu'il constatait, et qui n'était nullement un cal exubérant,
il l'a bien reconnu plus tard, M. X... avait autre chose à
opposer qu'une simple bande roulée et quelques morceaux de
carton. C'était le cas de refaire la coaptation exacte des bouts
fragmentaires de la fracture et de réappliquer l'appareil de Scultet,
s'il eût voulu, ou tout autre, de façon à assujettir exactement la
fracture et à favoriser par ce moyen le travail régulier de réparation
de cette section osseuse, qu'il eût fallu alors surveiller avec la plus
grande attention dans son évolution.

Sans doute, après avoir appliqué cet appareil trop rudimentaire,
M. X... a recommandé à son client le repos absolu au lit; mais
cette précaution, en admettant même qu'elle eût été observée
absolument, ce qui n'a pas été fait, puisque dès le 15 juillet B...
quittait son lit, était complètement insuffisante. Aussi, dès ce
moment, les bouts fragmentaires de la fracture sont restés en
position vicieuse et le travail de consolidation s'est trouvé arrêté.
C'est pourquoi le Confrère qui, au dire de B..., l'a examiné un
mois après, et M. le professeur Dubrueil quelques jours plus tard,
constataient le chevauchement des fragments osseux que nous
avons décrits et la mobilité dont ils jouissaient. C'est en l'état

qu'a été prescrit par **M.** Dubrueil l'appareil prothétique dont nous avons parlé, sous l'influence duquel la réduction de la situation vicieuse des fragments n'a pas eu lieu, ce qui était impossible alors, mais sous l'influence duquel la consolidation s'est enfin opérée, ainsi que nous avons pu le constater au moment de notre expertise. De sorte que B... est actuellement guéri de sa fracture, avec un cal vicieux par chevauchement des fragments. Nous avons décrit précédemment l'état actuel de ce blessé.

Quel pronostic pour l'avenir ? Déjà, c'est certain, B..., avec son appareil et une béquille, se livre sans trop de peine à la déambulation. Il est venu, sans trop se fatiguer, à Montpellier et chez **M.** le professeur Jaumes. On le rencontre, au dire de **M. X...**, se promenant dans les rues de son village ; et ce qui prouve bien pour nous qu'il n'est pas condamné à un repos forcé par sa fracture vicieusement consolidée, c'est l'état de l'épiderme de ses régions plantaires, qui ne diffère pas de celui des personnes se livrant à la marche et qui, de plus, est identique chez lui à droite et à gauche.

Certainement il a une fracture vicieusement consolidée, mais bien consolidée à l'heure actuelle, qui a amené un raccourcissement de 1 centim. du membre, et qui par conséquent gênera toujours la marche dans une certaine mesure. Mais il est certain aussi qu'au prix d'une claudication qu'on ne saurait chiffrer, B... pourra dans la suite se servir de son membre, non seulement sans béquille, mais de plus sans le secours de la jambière, puisque le cal, tout vicieux qu'il est, est maintenant absolument solide, et se livrer sans trop de peine aux travaux de sa profession, sauf peut-être ceux quelque peu périlleux qui s'exécutent sur les toits, par exemple.

En résumé, le seul point sur lequel **M.** le Dr **X...** n'ait pas suivi les règles d'une saine thérapeutique chirurgicale, c'est dans l'application de son appareil rudimentaire de carton lorsqu'il a constaté le chevauchement des fragments, au trente-huitième jour de la fracture, alors que leur mobilité, également constatée alors, permettait de les remettre en bonne situation et de les y maintenir par un bon appareil contentif de Scultet ou autre soigneusement appliqué.

CONCLUSIONS.

1° Le sieur B... a été atteint d'une fracture simple par cause directe, siégeant sur l'extrémité inférieure des deux os de la jambe gauche.

2° L'appareil de Scultet, mis en usage par M. le D' X..., est généralement employé en pareil cas : il offrait toutes les garanties nécessaires pour la guérison régulière de cette fracture.

3° Un des principaux avantages de cet appareil· est de permettre une surveillance réitérée de la position relative des fragments ; si nous regrettons que le D' X... n'ait pas retiré de l'emploi de cet appareil tous les avantages que celui-ci pouvait donner, nous n'en sommes pas moins obligés de reconnaître que, moyennant les précautions qu'il assure avoir prises, la consolidation de la fracture pouvait s'opérer régulièrement.

4° Lorsque, au moment de la levée définitive de l'appareil de Scultet, M. le D' X... a constaté le chevauchement et la mobilité relative des fragments, il aurait dû recourir à des moyens de contention plus exactement en rapport avec les exigences d'une pareille situation.

5° En l'état, la fracture est complètement consolidée, avec un raccourcissement peu prononcé du membre, mais avec un cal difforme. Néanmoins cette difformité, aujourd'hui irrémédiable et qui entraînera fatalement un certain degré de claudication, peut être considérée comme n'opposant qu'un obstacle restreint à la marche et à l'exercice de la profession.

Montpellier, le 31 août 1885.

Le 29 mai 1886, le Tribunal de........ rendait un DEUXIÈME JUGEMENT, aux termes duquel :

« Attendu...

»Attendu, dans l'espèce, que du rapport des experts il résulte qu'appelé auprès de B..., le 30 mai 1884, jour de l'accident, le sieur B... constata l'existence d'une fracture simple des deux os de la jambe gauche et fit immédiatement application au blessé d'un appareil chirurgical connu sous le nom d'appareil de Scultet ;

»Que cet appareil est un appareil classique, généralement employé au cas de fracture de la nature de celle de B..., préféré même à tout autre par bien des praticiens, son emploi permettant de surveiller d'une manière toute particulière la marche de la consolidation ;

»Que si les savants experts expriment le regret que le Dr X... n'ait pas retiré de l'emploi de cet appareil tous les avantages que celui-ci pouvait donner, ils reconnaissent que moyennant les précautions que le Dr X..., dont ils ont au cours de leur rapport constaté la sollicitude pour son malade, assure avoir prises, la consolidation de la fracture pouvait s'opérer régulièrement;

»Qu'aucune faute par conséquent ne saurait être relevée à la charge du Dr X... pendant la première période du traitement, qui s'étend du 30 mai au 6 juillet, jour où l'appareil de Scultet a été enlevé ;

»Mais attendu que lorsque l'appareil a été enlevé au trente-huitième jour de la fracture, le Dr X... a constaté un défaut de consolidation des os; qu'il aurait pris pour une exubérance du cal une saillie osseuse produite par le chevauchement des os ; que par suite de cette confusion il a été conduit à n'employer, pour porter remède à un semblable état pathologique, qu'un appareil rudimentaire composé d'une bandelette et de deux attelles en carton, qui, d'après les experts, était absolument insuffisant ;

»Attendu que le Tribunal ne possède pas, en l'état, des éléments lui permettant d'apprécier si ce fait constitue une faute de nature à engager la responsabilité du défendeur ;

»Que la confusion imputée au Dr X..., et que d'ailleurs il prétend n'avoir pas commise, le chevauchement, d'après lui, ne s'étant produit que bien après le 6 juillet, peut être le résultat, soit d'une insuffisance d'exploration, soit de l'ignorance des règles de son art ;

»Qu'il y a lieu, sur ce point, de demander des éclaircissements aux experts et de les appeler à s'expliquer, tant sur la gravité de la négligence imputée au Dr X... que sur le degré d'ignorance dont il aurait fait preuve ;

»Attendu, à un autre point de vue, que, tout en constatant l'existence d'une erreur commise par le Dr X..., les experts ne s'expliquent pas sur les relations de cause à effet pouvant exister entre la faute commise par le défendeur et le raccourcissement, d'ailleurs peu important, du membre blessé ;

Qu'ils constatent en effet, d'autre part, l'indocilité de B...,

qui n'a pas exactement gardé le repos prescrit par le médecin,
point sur lequel les parties sont encore contraires en fait ;

»Qu'il y a lieu de demander aux experts si l'infirmité permanente dont se trouve affligé B... est la conséquence, soit
de la faute commise, soit de l'indocilité du blessé, ou doit être
attribuée tout à la fois à la négligence du docteur et à l'imprudence du malade ;»

Nous étions chargés de répondre aux questions suivantes :

« 1° A quelle cause doit-on attribuer le défaut de consolidation de la fracture constaté chez le sieur B..., le trente-huitième jour après l'accident ?

»2° Le Dr X..., en constatant le 6 juillet 1884, au moment où
l'appareil de Scultet a été enlevé, le défaut de consolidation de
la fracture, pouvait-il facilement reconnaître que la saillie osseuse qui s'était produite sous l'appareil était due à un chevauchement des os et non à une exubérance du cal ?

»L'erreur par lui commise, si toutefois elle est bien établie,
doit-elle être considérée comme le résultat, soit d'une insuffisance d'exploration ou d'un défaut de soin, soit de l'ignorance
du Dr X..., et dans ce dernier cas a-t-il fait preuve d'une ignorance grossière ?

»3° L'appareil prothétique prescrit le 23 août ou tout autre
appareil contentif eût-il, si le Dr X... en avait fait usage le
6 juillet, amené une consolidation régulière sans raccourcissement du membre blessé ?

»4° L'infirmité permanente dont B... est actuellement affligé
doit-elle être attribuée, soit à la faute commise par le Dr X...,
soit à l'indocilité du blessé, soit tout à la fois à la négligence du
docteur et à l'imprudence du malade, et dans ce dernier cas
dans quelle mesure la responsabilité doit-elle être divisée ? »

Avec autorisation de « procéder à toutes les investigations »
que nous jugerions « utiles, même d'entendre des témoins, soit
pour rechercher si le Dr X... a réellement commis un manquement à ses devoirs professionnels, soit pour établir l'importance des actes d'indocilité imputés à B...»

Nous examinâmes à nouveau la jambe du sieur B... ; nous
recueillîmes les renseignements qui nous furent communiqués,
soit de vive voix, soit par écrit, par le sieur B..., le Dr X...
et quelques autres personnes.

Je fus chargé de la rédaction de ce second Rapport.

DEUXIÈME RAPPORT.

I. *Examen de la jambe du sieur B...* — Cet examen a été pratiqué le **26** novembre. Nous avons constaté ce qui suit :

Mollet gauche (côté de la fracture), circonférence maxima : 0.27 centim. ; mollet droit, circonférence maxima : 0,29 1/2 centim. — L'épiderme de la plante du pied gauche présente un certain degré d'épaisseur et de dureté. Longueur de la jambe gauche (de la tubérosité antérieure du tibia, à la partie moyenne de l'articulation du cou-de-pied) : 0,32 centim. ; longueur de la jambe droite : 0,33 centim.

II. *Renseignements.* — Les renseignements recueillis de vive voix ont été notés séance tenante par l'un de nous. Nous avons en outre pris la précaution de les lire, une fois rédigés, à la personne qui venait de nous les transmettre, afin de nous assurer de la fidélité de cette rédaction. Nous les transcrirons tels quels.

Quant aux renseignements écrits, ils seront copiés littéralement sur les pièces qui nous ont été adressées.

A. — Le sieur B... (26 novembre 1886) :

« Le 6 juillet, après la levée du Scultet, M. X... a placé un appareil composé de trois coussins remplis de son : interne, externe et antérieur, ce dernier ne dépassant pas l'extrémité inférieure du fragment supérieur. Ces coussins étaient maintenus par trois attelles correspondantes. L'antérieure, pas plus que le coussin sous-jacent, ne dépassait pas l'extrémité inférieure du fragment supérieur. Les deux autres attelles s'étendaient jusqu'aux malléoles.

»Les 7, 8, 9 et 10 juillet, aucune modification n'est apportée à cet appareil.

»Le 11, il est complètement enlevé et remplacé par une simple bande roulée appliquée depuis la racine des orteils jusqu'à un peu au-dessus de la fracture encore mobile.

»Quarante-huit heures après, c'est-à-dire le 13 juillet, M. X.. l'autorise à se lever. — Alors le sieur B... se laisse glisser sur un fauteuil, à la faveur d'une planche faisant office de pont (suivant le conseil de M. X...) entre le lit et ce siège.

De plus, et de son propre mouvement, le sieur B... a placé, dit-il, une planche au-dessous de son membre fracturé, planche reposant d'une part sur le siège sur lequel il était assis et d'autre part sur une chaise placée devant lui.

» L'usage de cette planche aurait été continué jusqu'au 15 septembre, sauf : 1° dès les premiers jours qu'il eut quitté le lit, pendant le temps de l'immersion du membre fracturé dans un bain d'eau de son et de feuilles de noyer additionnée de sel de cuisine. —Le sieur B... dit avoir pris six de ces bains à lui prescrits par M. X...; — 2° pendant les quelques jours (deux ou trois) qu'il est resté au lit, à diverses reprises, ne se sentant pas le courage de se lever ; — 3° le 23 août, jour de sa visite chez M Dubrueil, seul jour qu'il est sorti.

»Mais dans l'intervalle, avec précaution et avec l'aide de personnes de son entourage, il dit avoir circulé de sa chambre dans sa cuisine, et réciproquement. Il affirme que M.X .. autorisait ces allées et venues, qu'il lui conseillait même de marcher, en lui recommandant de bien poser à plat sur le sol le pied du côté fraturé.

»C'est alors que le sieur B..., vers le 17 août, a imaginé son appareil à attelles de carton réunies par des linges et formant système, appareil qu'il n'a plus posé que pour mettre la jambière construite à la *Croix-Rouge*, sur l'ordonnance de M. Dubrueil.

»Pendant tout ce temps, M. X... a continué ses visites, bien qu'irrégulières, affirmant que la fracture était consolidée, attribuant aux nerfs les mouvements dont le sieur B... avait la sensation, ne procédant à aucune exploration directe pour s'assurer de la mobilité ou de l'immobilité des fragments, et disant que le rétablissement des fonctions du membre n'était plus qu'une affaire de temps et de patience.

»Après la visite du sieur B... chez M. Dubrueil, 23 août, conseillée par un médecin de C..., M. X... aurait déclaré à son malade qu'il aurait pu économiser l'achat de la jambière et que l'application de deux fragments de carton maintenus par une bande roulée produirait le même effet. En attendant que cette jambière fût faite, M. X... essaya de ce simple appareil, il supprima même immédiatement les attelles de carton, disant que la bande roulée seule suffirait.

»Le 26 août, M. X .. a fait sa dernière visite.»

Le sieur B... nous a remis :

1° Deux fragments de carton, épais d'un millimètre environ,

qu'il nous a dit être les attelles ayant servi à la confection de l'appareil essayé par le Dr X..., après le **23** août, avant l'arrivée de la jambière.

Nous reproduisons fidèlement la forme et les dimensions de ces fragments de carton. (*Voir* la Pl)

2° Un appareil qu'il dit être celui qu'il a imaginé lui-même et dont il a fait usage jusqu'au moment où la jambière construite sur les indications de **M.** Dubrueil lui a été substituée.

Cet appareil se compose de six lames de carton de un millimètre environ d'épaisseur, superposées deux par deux de manière à constituer trois attelles longues de 0^m,28 environ, dont une médiane et deux latérales, assujetties l'une à l'autre par leurs bords de façon à représenter une gouttière. La face externe des attelles latérales est parcourue par une bande fixée sur le carton et disposée en étrier à l'extrémité inférieure de la gouttière. Le plan postérieur du mollet reposant sur l'attelle médiane, la plante du pied appuyant sur l'étrier, les attelles latérales étaient rabattues de bas en haut sur les faces latérales de la jambe et maintenues par deux lacs à l'aide desquels on pouvait exercer une constriction plus ou moins intense.

Sur le carton de ces attelles, nous constatons des traces de cassures ; la bande étrier est fripée, malpropre ; les lacs sont tordus sur eux-mêmes ; en un mot, cet appareil gouttière paraît avoir servi, avoir été porté.

B. — M. B..., 40 ans, bourrelier (**26** novembre) :

« Il est allé voir quatre fois le sieur B... en un mois, à partir du sixième ou huitième jour après son accident. Le sieur B... lui a toujours dit que l'appareil n'avait pas été défait. Jamais il n'a assisté à une visite de M. X... Il a toujours trouvé le malade au lit, sa jambe sous les couvertures soutenues par un *cerceau*. Il n'a pas vu la fracture. Plus tard, en sa qualité de bourrelier, il a dû réparer deux fois la jambière. »

C.—Mme veuve C..., 73 ans, propriétaire (**26** novembre).

« Elle a confectionné elle-même les coussins garnis de son dont il a fait usage dès le premier jour de la fracture.

» Le jour de la levée de l'appareil, elle a fait une visite au
sieur B... et a senti, en entrant chez lui, une odeur de brûlé.
Ayant demandé la cause de cette odeur, il lui fut répondu que,
sur l'ordre de M. X..., des chiffons avaient été brûlés pour
faire passer la mauvaise odeur répandue par les coussins, qui,
de fait (elle les a vus), étaient pourris sur certains points et
exhalaient une odeur repoussante.

» Sur le dire du sieur B..., elle affirme que jusqu'au 6 juillet
l'appareil n'avait pas été défait, et, sur notre demande, elle
ajoute que jusqu'à la fin de ce mois le sieur B... n'a pas quitté
le lit.

» Quant aux bains de jambe, elle ne peut fournir de renseignements exacts, sa mémoire ne lui rappelle rien de précis à cet
égard.

» Étant allée elle-même, à la fin de juillet, chercher M. X...,
et l'ayant conduit auprès du malade, toujours inquiet, elle a
entendu dire à M. X...: «Ce qui remue c'est le nerf et le reste
c'est le cal ».

» Interrogée par nous pour savoir si le sieur B... se plaignait
de mobilité anormale au niveau de la fracture, elle ne peut
répondre catégoriquement et se borne à affirmer que le sieur B...
se plaignait « que la jambe était mal arrangée ».

» Vers la fin de juillet, Mme C... a vu le sieur B... marcher
seul dans son appartement à l'aide de deux béquilles.»

Mme C... nous a remis une pièce légalisée à la date du 24
novembre 1886 par M. le Maire de C... Cette pièce est ainsi
conçue :

« Je soussignée, Mme veuve C.., demeurant à C .., déclare
avoir été présente au moment que le Dr X... fut appelé chez
B...; c'était le 30 mai 1884.

»Le docteur fit faire trois coussinets remplis de petit son et
trois planchettes, qu'il installa à la jambe de B...

» J'allais tous les jours voir le malade, et je lui demandais si
le docteur n'avait pas déplié la jambe pour s'assurer si la fracture était en bonne voie. B... me répondait que le docteur ne
voulait pas la déplier qu'au bout de quarante jours, et quelquefois je me suis rencontré dans cet intervalle avec le docteur, qui
regardait si B... avait de la fièvre, et, ne lui en trouvant pas, le
docteur s'en allait comme il était venu.

» Et j'ai toujours été impatiente des quarante jours, pour voir
si la fracture était bien arrangée.

» Les 4 et 5 juillet, B... s'est fâché de la souffrance de ces deux jours et il me dit: Si cela continue, je ferai appeler le docteur pour savoir d'où viennent ces souffrances, car je ne puis plus vivre, et ce pied sent; et le 6 juillet, en montant les escaliers de sa maison, je leur dis : Que faites-vous ? vous brûlez la maison ; ils me répondirent :

» M. X... vient de déplier ma jambe et nous a fait brûler des chiffons pour enlever la mauvaise odeur des coussins, qui étaient pourris ; les voilà. Et depuis ce moment j'ai vu les bosses à la jambe de B...Je leur ai dit ce que disait le docteur de ces bosses, et il me répondit que le docteur appelait ces bosses le cal.

» J'ai vu aussi à ce moment une rougeur violacée avec de petits boutons blancs à l'endroit de la fracture ; lequel B... y mettait un peu de farine dessus, exécutant l'ordre du docteur.

» Et sur le milieu de juillet, je n'ai pas gravé le jour fixe, M. X... a donné ordre à B... de se lever pour remanier le lit, qu'avec un cal comme celui-là il faudrait le faire exprès pour se casser de nouveau la jambe, lui disant : Quand tu te lèveras, tu feras mettre une planche devant le lit.

» Vers la fin de juillet, sur la demande de B..., j'allai moi-même appeler le Dr X..., qui était au café, le priant de venir chez B .., qu'il s'inquiétait de sa jambe, lui disant qu'elle remuait. Le docteur arriva, et se tournant vers la femme de B..., moi présente, il lui dit de ne jamais plus écouter son mari quoiqu'il se fâche, qu'elle se chagrinait pour rien, que B .. était construit comme les autres, que ces bosses étaient le cal, et ce qui remuait étaient les nerfs ; que tout allait bien et qu'il ne fallait que du temps pour se guérir; qu'il ne pouvait pas pousser le temps et que, si B... avait le moral affecté, il ne pouvait pas le lui changer. Et le docteur s'en alla.

» Et j'ajoute sur ma conscience que je n'ai jamais vu commettre une seule imprudence à B...; au contraire, le malade a eu toujours une grande précaution et le docteur lui disait qu'il ne mourrait pas à la guerre.

» D'ailleurs le malade avait la précaution de faire mettre une rangée de chaises devant son lit pour que les visiteurs ne s'approchassent pas du lit, et le 23 août j'ai accompagné B... en voiture spéciale chez M Dubrueil, et aucune imprudence n'a été commise par B...

» D'ailleurs, depuis le 6 juillet j'ai toujours vu ces bosses à l'endroit de la fracture de la jambe de B..., qui existent encore aujourd'hui. Veuve C..., née R...

» Vu pour légalisation de la signature de Mme Veuve C... née

R... apposée ci-dessus à C... le 24 novembre 1886. — Le Maire, signature illisible.»

D. — M. C..., 40 ans, tonnelier (26 novembre) :

«Il a assisté à l'application du premier appareil, et se rappelle qu'immédiatement après l'application de cet appareil le sieur B... a manifesté une vive douleur au niveau de la fracture et a dit au docteur : «Je crains que ma fracture ne soit dérangée». Alors M. X... a redressé avec un coussin le pied incliné en dehors.

» Deux fois, M. C... a assisté à la visite de M.X..., qui s'est contenté de tâter le pouls au malade, sans même soulever les couvertures.

» A diverses reprises, ce même témoin a entendu le sieur B... se plaindre que M. X... ne lui déliait pas la fracture, disant qu'il fallait attendre quarante jours pour cela.

»A diverses reprises aussi, après l'enlèvement de l'appareil, il a entendu le sieur B... accuser de la mobilité au niveau de la fracture. « Il me semble, disait-il, que ma jambe n'est pas solide ».

E. — Nous avons enfin reçu une déclaration, sur papier timbré, dont la teneur suit :

«Je soussigné M. A..., témoin de l'affaire de M. B... et ne pouvant me rendre à Montpellier vu que je suis soldat au 141e de ligne en détachement à Saint-C.., Messieurs les experts voudront bien entendre mon témoignage que je leur envoie par écrit.

»A partir du 30 mai 1884, jour de l'accident de M. B..., j'allais le voir très souvent; dans les fréquentes visites que je lui ai faites, je l'ai constamment trouvé au lit, l'espace d'une cinquantaine de jours. Dans cet intervalle, M. B... m'a dit que le docteur ne lui avait pas déplié sa jambe et qu'il attendait quarante jours pour la déplier.

»Le 6 juillet, jour que la jambe de M. B... a été dépliée, j'ai vu à l'endroit de la fracture une rougeur parsemée de petits boutons blancs et des bosses. Je demandai à M. B... d'où provenaient ces bosses; il me répondit que le docteur appelait ces bosses le cal. M.. Certifié par nous la présente signature. Le capitaine commandant le détachement de Saint-C..., signature illisible. A Saint-C.., le 13 novembre 1886.»

F. — X..., docteur en médecine, 48 ans (3 décembre 1886):

«Le premier appareil appliqué a consisté en une série de ban-

delettes drap fanon, trois coussins, trois attelles, trois chevilières, un étrier pour fixer le pied, un cerceau pour soutenir les
couvertures, un coussin pour soutenir le pied en dehors.

»Au cours du traitement, les coussins ont été retournés, les
extrémités supérieures mises en bas, et *vice versa*.

»Vers le neuvième ou le dixième jour, une bandelette a été
changée, la nouvelle entraînée par l'ancienne, à laquelle l'assujettissait une épingle fournie par une personne présente, sur la
demande de M. X... — Il ne se rappelle pas quelle était cette
personne.

»Au moment de la levée complète de l'appareil, M. X... a
constaté la mobilité des fragments de la fracture. Le malade
s'est refusé à l'application d'un nouveau Scultet. A son corps
défendant, M. X.. a appliqué alors un appareil plus simple,
consistant en une bande roulée assujettissant deux attelles de
carton doublé mouillées, de 25 centim. de longueur, appliquées
directement sur la peau, avec recommandation expresse du repos
le plus absolu au lit, ou sur un fauteuil, une planche devant
alors être placée sous le membre fracturé pour le soutenir.

»Il avertit alors aussi catégoriquement le malade des dangers
des mouvements.

»Néanmoins, il l'a vu avec sa femme, dans son jardin, quelques jours après l'application de ce second appareil.

»Au moment de la levée du premier appareil, en outre de la
mobilité des fragments, léger chevauchement constaté par M. X.

»M. X... n'a *jamais, jamais* prescrit de bains de jambe. Il
ignore même si le malade en a pris. Il a seulement conseillé de
répandre du trois-six sur la bande roulée fixant le second appareil.

»Les deux fragments de carton laissés entre nos mains par le
sieur B... ne sont pas ceux employés par M. X..., qui est très
affirmatif, qui nie. Les cartons dont il a fait usage étaient plus
longs et doublés.

»M. X... n'a jamais vu sur la jambe du sieur B... le système
déligatoire (linges et cartons) que ce dernier nous a aussi laissé.

»M. X... a cessé ses visites, sans en avertir formellement son
client, lorsqu'il a constaté que ce dernier se levait et descen-
dait dans son jardin. — Il lui a conseillé, dit-il, de s'adresser
à un autre médecin dès le jour de la levée de l'appareil de Scultet, quand il a constaté la mobilité des fragments.

»M. X... ne se rappelle aucunement l'exclamation de B...,
au moment où furent liées les chevilières, le jour même de la
fracture.

»Il assure avoir fait placer entre le matelas et la paillasse du lit sur lequel était couché le blessé, une planche pour soutenir le membre fracturé et le faire reposer sur un plan uniforme. C'est la même planche dont il conseilla plus tard l'usage, dans le même but, lorsqu'il permit la station sur un fauteuil.

»Quand M. X... disait: «C'est le cal», il se proposait seulement de rassurer son malade, mais il n'ignorait pas la signification de la saillie osseuse qu'il observait. Même explication relativement à l'expression : «Ce sont les nerfs». A preuve, dit-il, c'est qu'il voulait appliquer un second Scultet immédiatement après le premier, second Scultet auquel le malade s'est refusé.

»Il regrette de n'avoir pas alors complètement abandonné son client. Il ne l'a laissé qu'après l'avoir vu dans son jardin. Il ne l'a revu ensuite que plus tard, après son voyage à Montpellier, sur sa demande formelle.

»Le sieur B... a eu, il y a dix ans, les fièvres intermittentes.»

G. — M. V..., 58 ans, propriétaire à C.. (3 décembre) :

«Il a une propriété attenante à la maison du sieur B... Il a entendu de la musique chez ce dernier dans le courant de juin.

»Plus tard, en mars 1885, il a vu le sieur B... monter sur le mur de clôture, ayant $1^m,50$ environ de hauteur, et sauter de l'autre côté de ce mur, à pieds joints, soutenu seulement par ses mains préalablement appuyées sur le faîte de ce mur. Les deux pieds ont porté simultanément sur le sol et y ont laissé deux empreintes égales, parfaitement visibles grâce à l état du terrain détrempé par la pluie. Puis le sieur B..., après avoir exonéré son gros intestin dans *l'attitude ordinaire*, a gravi à nouveau le mur de clôture, à la force des poignets, et est repassé chez lui de la même façon qu'il en était sorti. — Il était sans béquilles.

»Le sieur B... n'a jamais cessé de donner des leçons de musique à partir des premiers jours de juin (premier temps de sa fracture).»

III. *Discussion. — Première question.* — «A quelle cause doit-on attribuer le défaut de consolidation de la fracture constaté chez B... le trente-huitième jour après l'accident ?»

Comme nous le disions dans notre premier Rapport, «il est des sujets chez lesquels, sans qu'on puisse en dire la raison, la formation du cal est tardive». En d'autres termes, on observe parfois des cas dans lesquels, le délai qui suffit d'ordinaire à la consolidation des fractures étant écoulé, les fragments ne se sont pas soudés l'un à l'autre, alors pourtant que le médecin et le malade ont fait, chacun de son côté, le nécessaire pour obtenir une guérison régulière.

Dans l'espèce, la soudure des fragments n'étant pas opérée au trente-huitième jour de la fracture, faut-il imputer ce résultat anormal à un vice de la constitution, du tempérament, de la santé du blessé, à une imperfection du traitement, à l'indocilité du patient ?

a. Certains états physiologiques (grossesse) ou pathologiques (scorbut, syphilis, etc.) ont été considérés comme susceptibles d'opposer un obstacle à la formation du cal. Mais dans d'autres circonstances, le sujet n'étant atteint ni de syphilis, ni de scorbut, etc . le cal se forme tard ou même ne se forme pas, et on est réduit à mettre le retard ou l'absence du travail de restauration de la fracture sur le compte de dispositions spéciales, idiosyncrasiques, inhérentes au sujet. Or, comme nous n'avons constaté chez le sieur B... aucun indice de l'un quelconque des états pathologiques (syphilis, scorbut, etc.) précédemment mentionnés, force serait bien, si aucune autre explication du retard de la consolidation n'était admissible, de le ranger au nombre «des sujets chez lesquels, sans qu'on puisse en dire la raison, la formation du cal est tardive».

b. Nous avons déclaré en outre, dans notre premier Rapport, que « le Dr X..., n'a pas tiré de ce mode de déligation (appareil de Scultet) tout le parti qu'il eût pu en tirer, il est resté un temps trop long sans vérifier les phénomènes dont le foyer de la fracture était le siège » ; mais, tout en estimant que l'examen de la jambe fracturée n'a été ni assez fréquent ni suffisamment approfondi, nous ne nous croyons pas en droit néanmoins d'établir une corrélation de cause à effet entre ce *désidératum* du traitement et le retard de la consolidation. En effet, quand le chirurgien, mettant à profit les avantages de l'appareil de Scultet, explore le membre à nu, il a pour but uniquement de s'assurer du bon état des parties et surtout de l'exacte coaptation des fragments et nullement d'exercer une action sur la formation du cal ; il prend une mesure de précaution qui n'est pas sans inconvénients par suite des manœuvres qu'elle exige, des mouvements auxquels elle expose le membre, qui n'est pas réalisable avec d'autres modes de contention, pourtant très usités, les appareils inamovibles par exemple, et à défaut de laquelle la guérison d'une fracture peut s'opérer très régulièrement, à la seule condition que les surfaces fracturées demeurent bien exactement au contact.

Ce dernier point est l'essentiel, quel que soit le procédé au moyen duquel le chirurgien cherche à l'obtenir. Or M. le Dr X.., déclare s'en être constamment préoccupé : « il nous a affirmé, disions-nous dans notre premier Rapport, qu'ayant plusieurs fois remanié, retourné le coussin antérieur, il avait pu, sans défaire les bandelettes, qui somme toute n'offrent jamais une bien grande épaisseur, constater avec le doigt promené sur la crête tibiale qu'aucun chevauchement des fragments n'avait lieu ».

Le Dr X.... reconnaît n'avoir pas, durant les trente-sept jours qui ont suivi la fracture, développé, étalé l'appareil de façon à mettre la jambe à nu. En revanche, il continue à protester contre le reproche que lui adresse le sieur B... de n'avoir pas surveillé cet appareil, de n'y avoir pas touché, reproche dont les déclarations des autres témoins ne sont que l'écho. Le sieur B... « a toujours dit au sieur B... que l'appareil n'avait pas été défait » ; Madame veuve C... affirme, « sur le dire du sieur B..., que jusqu'au 6 juillet l'appareil n'avait pas été défait....... B.... me répondit que le docteur ne voulait pas la déplier (la jambe) qu'au bout de quarante jours » ; le sieur C.... a « à diverses reprises entendu le sieur B... se plaindre que M. X... ne lui déliait pas la fracture, disant qu'il fallait quarante jours pour cela » ; le sieur B... « a dit au sieur M.... que le docteur ne lui avait pas déplié sa jambe et qu'il attendait quarante jours pour la déplier ». Comme nouvelle preuve à l'appui de sa protestation contre les assertions du sieur B... et des témoins, le Dr X... énonce, en premier lieu, que « au cours du traitement les coussins ont été retournés, les extrémités supérieures mises en bas, et *vice versâ* »; en second lieu, que «vers le neuvième ou dixième jour une bandelette a été changée, la nouvelle entraînée par l'ancienne, à laquelle l'assujettissait une épingle fournie par une personne présente ». Or ces manœuvres, tout en dénotant un certain degré de surveillance, supposent nécessairement l'abla·tion momentanée des pièces extérieures de l'appareil (attelles, coussins) ; elles se concilient de plus avec l'assertion du Dr X. . relativement aux explorations qu'il aurait exercées avec le doigt sur le foyer de la fracture au travers des bandelettes restées en place.

Il ressort donc des dires du D^r X .. que si l'appareil n'a pas été déplié, au sens strict du mot, il n'aurait pas non plus été abandonné à lui-même ; que si la fracture n'a pas été l'objet d'une surveillance aussi directe que celle à laquelle pouvait prêter le mode de contention (appareil de Scultet) employé, néanmoins des explorations auraient été pratiquées à l'effet de contrôler la situation des fragments.

La réalité de cette surveillance est encore accusée par « le soin qu'il (le Dr X..., premier Rapport) prenait de ramener le pied dans une bonne direction en lui fournissant des tuteurs avec des coussins, des serviettes ».

c. L'immobilité absolue, non seulement du membre intéressé, mais même du corps entier, représenterait la condition la plus favorable à la guérison régulière d'une fracture. Il va de soi que cette immobilité absolue, même limitée au seul membre intéressé, n'est pas pratiquement réalisable. Pendant que l'organisme procède au travail de soudure des fragments, il est matériellement impossible au malade le plus obéissant, le plus docile, de ne pas accomplir nombre de mouvements occasionnés par le besoin de se nourrir, d'uriner, d'aller à la garde-robe, de remplacer une position devenue fatigante par une position nouvelle, etc. ; ces mouvements retentissent plus ou moins directement, plus ou moins énergiquement sur la région atteinte, et, en dépit de la résistance opposée par les moyens de contention, par les appareils, n'entraînent que trop souvent des modifications plus ou moins prononcées, plus ou moins passagères, plus ou moins persistantes, dans les rapports réciproques que le chirurgien s'efforce de maintenir entre les fragments par l'intermédiaire de ces moyens de contention, de ces appareils.

Donc, en admettant que le blessé fasse tous les efforts humainement possibles pour prêter son concours à l'homme de l'art, ce dernier ne devra pas moins se résigner à n'obtenir de ce blessé qu'une immobilité relative.

Substituons par la pensée, à ce blessé idéal, un sujet nerveux, impatient, incapable de se maîtriser, de garder une position quelconque, accomplissant avec brusquerie les manœuvres nécessitées par la satisfaction d'un besoin, par un changement d'attitude dans le lit: nous concevrons aisément comment il arrive que le membre, tout en restant peut-être à la même place, est soumis à des tiraillements, à des pressions, à des torsions, à des secousses, alors pourtant que le malade se considère de très bonne foi comme très docile aux prescriptions de son médecin.

Vient enfin, à un niveau plus élevé, la véritable indocilité qui procède d'origines bien différentes (depuis le désir de se soustraire à une prescription ennuyeuse jusqu'à l'application, à l'insu du médecin, d'un remède, d'un procédé dont on a entendu vanter l'efficacité) et dont les degrés sont incalculables.

Dans l'espèce, le sieur B... reconnaît que le Dr X... lui a recommandé l'immobilité, mais déclare s'être scrupuleusement conformé à cette invitation. D'autre part, le Dr X... reproche au sieur B... d'avoir méconnu l'importance des avis qu'il lui donnait à ce propos; M. X... invoque, à l'appui de cette appréciation, le témoignage de M. V..., d'après lequel le sieur B... n'aurait jamais cessé de donner des leçons de musique à partir des premiers jours de juin, c'est-à-dire à partir d'une époque voisine de la date de la fracture (30 mai).

Nous ne saurions, sur de pareilles données, apprécier s'il y a eu, dans l'espèce, indocilité et encore moins en mesurer le degré. Tout ce que nous pouvons dire, c'est que, en principe, un sujet atteint de fracture du membre inférieur remuant toujours trop, des leçons de musique, s'il est vrai qu'elles aient eu lieu à la date indiquée, ne pouvaient qu'entraîner un surcroît fâcheux de mouvements, d'agitation, et cela d'autant plus que, la fracture étant oblique, les fragments n'avaient déjà que trop de tendance à glisser les uns sur les autres, à quitter la position que l'appareil avait pour but de leur assigner.

d. En résumé, nous ne nous croyons pas autorisés à déterminer avec précision la cause du défaut de consolidation de la fracture constaté chez B... le trente-huitième jour après l'accident.

Deuxième question. — « Le D^r X .., en constatant le 6 juillet 1884, au moment où l'appareil de Scultet a été enlevé, le défaut de consolidation de la fracture, pouvait-il facilement reconnaître que la saillie osseuse qui s'était produite sous l'appareil était due à un chevauchement des os et non à une exubérance du cal ?

»L'erreur par lui commise, si toutefois elle est bien établie, doit-elle être considérée comme le résultat, soit d'une insuffisance d'exploration ou d'un défaut de soins, soit de l'ignorance du Dr X..., et dans ce dernier cas a-t-il fait preuve d'une ignorance grossière ? »

Lorsque, le 6 juillet 1884, le Dr X... a constaté la persistance anormale de la mobilité des fragments, il n'a pas pu se méprendre sur la nature de la saillie osseuse faisant relief au niveau de la fracture. Dès l'instant que les fragments étaient encore mobiles les uns sur les autres après trente-sept ou trente-huit jours écoulés, il ne pouvait pas songer à une exubérance du cal, c'est-à-dire à un excès de production de substance unissante entre les fragments, puisque l'irrégularité de la situation constatée, du résultat du traitement, était précisément caractérisée par un défaut de production de cette substance unissante.

Aussi quand, lors de notre première expertise, nous l'invitâmes à s'expliquer sur ce détail, protesta-t-il contre la possibilité d'une erreur de ce genre. Une pareille confusion étant en effet peu admissible, nous nous bornâmes à indiquer dans notre Rapport que le Dr X... s'était rendu un compte exact de la nature de ces saillies : « Le 6 juillet, l'appareil est complètement levé..., les fragments osseux sont mal coaptés, ils donnent lieu à deux saillies que nous décrirons plus loin et ils présentent encore un certain degré de mobilité. Ayant constaté cette double défectuosité de la consolidation de la fracture, M. X... En somme, au moment de la levée de l'appareil, les fragments osseux avaient perdu leurs rapports normaux et leurs extrémités donnaient lieu aux saillies que nous venons d'indiquer et qui ont persisté définitivement, puisque nous les avons constatées au moment de notre examen (20 avril 1886). Seulement, au moment de la levée de l'appareil (6 juillet 1884), la consolidation de la fracture, dans cette position défectueuse des fragments, était loin d'être complète, M. le Dr X... l'a constaté lui-même... Ce qui est bien sûr, il en a convenu lui-même, c'est qu'au moment de la levée de l'appareil, le 6 juillet, il a constaté le chevauchement des fragments, de date tout à fait récente peut-être, et le défaut de consolidation de la fracture. »

Invité à nouveau à nous exposer l'impression qu'il avait retirée de l'examen des parties, le 6 juillet 1884, il s'est tout aussi énergiquement défendu contre l'accusation d'avoir pris les saillies produites par des fragments en chevauchement pour le relief occasionné par un cal exubérant : « Au moment de la levée complète de l'appareil (interrogatoire du 3 décembre 1886), M. X... a constaté la mobilité des fragments de la fracture... au moment de la levée du premier appareil, en outre de la mobilité des fragments, léger chevauchement constaté par M. X.... Quand M. X... disait : « C'est le cal », il se proposait seulement de rassurer son malade, mais il n'ignorait pas la signification de la saillie osseuse qu'il observait. »

En conséquence, l'erreur imputée à M. X... en ce qui concerne la confusion qu'il aurait commise le 6 juillet 1884 touchant la nature de la saillie anormale dont la région de la fracture était le siège, loin d'être bien établie, n'aurait pas existé.

Troisième question. — « L'appareil prothétique prescrit le
23 août ou tout autre appareil contentif eût-i', si le Dr X... en
avait fait usage le 6 juillet, amené une consolidation régulière
sans raccourcissement du membre blessé ? »

Lorsque, le 6 juillet, l'examen du membre a révélé l'existence du chevauchement et le défaut de soudure des fragments,
l'indication thérapeutique consistait dans l'immobilisation aussi
absolue que possible de ces fragments, préalablement ramenés à
leur situation normale, au moyen d'un appareil sévèrement contentif. En d'autres termes, le 6 juillet comme le 30 mai, il
fallait s'efforcer de rendre au membre sa conformation et sa
longueur régulières, de mettre et de maintenir au contact les
unes des autres les surfaces de section des os. « C'était le cas,
disions-nous dans notre premier Rapport, de refaire la coaptation exacte des bouts fragmentaires de la fracture et de réappliquer l'appareil de Scultet, s'il eût voulu, ou tout autre, de
façon à assujettir exactement la fracture et à favoriser par ce
moyen le travail régulier de réparation de cette section osseuse
qu'il eût fallu alors surveiller avec la plus grande attention dans
son évolution..., alors que leur mobilité (des fragments)... permettait de les remettre en bonne situation et de les y maintenir
par un bon appareil contentif de Scultet ou autre soigneusement
appliqué. »

Était-il possible, le 6 juillet, de réaliser dans tous ses détails
et complètement cette indication complexe ?

Il est hors de doute que, bien que les fragments ne fussent
pas soudés l'un à l'autre, néanmoins la surface de la cassure de
ces fragments n'était plus, au 6 juillet, ce qu'elle était immédiatement après l'accident du 30 mai. Dans cet intervalle de
trente-huit jours, le travail de réparation, de soudure, s'était nécessairement accompli dans une mesure quelconque, imparfaite
sans doute, puisque les fragments n'adhéraient pas ensemble
comme ils auraient dû le faire, mais suffisante toutefois pour
modifier la disposition primitive de la surface de cassure de ces
fragments ; il s'était opéré, à défaut de soudure d'un fragment
avec son congénère, un travail plus ou moins accentué de cica-

trisation isolée de chacun de ces fragments ; il s'était déposé sur
la surface de cassure de chacun de ces fragments une couche plus
ou moins homogène, plus ou moins uniforme d'exsudations plastiques ; de là, peut-être, impossibilité pour ces fragments de
s'adapter, de s'emboîter comme ils l'avaient fait le 30 mai, et,
subsidiairement, impossibilité pour le membre de récupérer
exactement sa conformation première. Or, comme la fracture
du sieur B... était sensiblement oblique, toute imperfection
dans la coaptation, c'est à-dire dans l'emboîtement des fragments,
devait, sous l'influence de l'action musculaire, presque fatalement
aboutir, en outre de la persistance des saillies anormales sur le
contour du membre, à un raccourcissement de ce membre.

Une comparaison fera mieux comprendre notre pensée :
Soient deux morceaux de bois que l'on veut coller ensemble; on
badigeonne avec la substance destinée à servir de soudure les
surfaces qui doivent adhérer, on les rapproche et on les maintient en contact. Si la tentative échoue, chaque morceau de
bois emporte une couche plus ou moins dure, épaisse, régulière,
de colle, dont la présence opposera peut-être un obstacle à un
emboîtement exact des morceaux de bois au cas d'une nouvelle
tentative.

Pour ces motifs, et tout en persistant dans la pensée que, le
6 juillet, il y avait lieu de recourir à un appareil prothétique
plus efficace que celui qui a été employé, nous n'allons pas
jusqu'à admettre sans réserves que l'appareil prothétique prescrit
le 23 août ou tout autre appareil contentif eût, si le Dr X...
en eût fait usage le 6 juillet, amené une consolidation régulière,
sans raccourcissement aucun du membre blessé.

Quatrième question. — « L'infirmité permanente dont B...
est actuellement affligé doit-elle être attribuée, soit à la faute
commise par le Dr X..., soit à l'indocilité du blessé, soit tout à
la fois à la négligence du docteur et à l'imprudence du malade,
et dans ce dernier cas dans quelle mesure la responsabilité doit-
elle être divisée ? »

Dans la troisième conclusion de notre premier Rapport, nous

formulions l'appréciation saivante sur le rôle du Dr X..., durant la période comprise entre le 30 mai et le 6 juillet : « Si nous regrettons que M. le Dr X... n'ait pas retiré de l'emploi de cet appareil (de Scultet) tous les avantages que celui-ci pouvait donner, nous n'en sommes pas moins obligés de reconnaître que, moyennant les précautions qu'il assure avoir prises, la consolidation pouvait s'opérer régulièrement. »

Les renseignements qui nous ont été communiqués depuis n'ont pas modifié notre manière de voir. Aujourd'hui comme alors, nous estimons que le Dr X... aurait pu, aurait dû même agir mieux; mais qu'il n'y a pas eu, à proprement parler, faute commise par lui.

Le 6 juillet 1884 marque le début d'une seconde période pendant laquelle les os, jusque-là mobiles, se sont soudés dans une position vicieuse.

A qui incombe la responsabilité de ce résultat définitif?

a. Lors de notre première expertise, le Dr X... s'était borné à nous dire que « ayant constaté cette double défectuosité de la consolidation », il « se contenta d'appliquer une bande roulée autour de la jambe et d'immobiliser la fracture avec de simples attelles en carton, en même temps qu'il prescrivit le repos absolu au lit ».

Ce mode de contention ne pouvait que nous paraître très insuffisant, en pareille occurrence, et nous traduisions cette impression dans divers passages de notre Rapport et dans notre quatrième conclusion : « à ce chevauchement des fragments....... M X... avait autre chose à opposer qu'une bande roulée et quelques morceaux de carton..... ; sans doute, après avoir appliqué cet appareil trop rudimentaire, M. X... a recommandé à son client le repos absolu au lit; mais cette précaution...... était complètement insuffisante....... ; le seul point sur lequel M. le Dr X.. n'a pas suivi les règles d'une saine thérapeutique chirurgicale, c'est dans l'application de son appareil rudimentaire de carton lorsqu'il a remarqué le chevauchement des fragments au trente-huitième jour de la fracture..... ; lorsque, au moment de la levée définitive de l'appareil de Scultet, M. le Dʳ X .- a constaté le chevauchement et la mobilité relative des fragments, il aurait dû recourir à des moyens de contention plus exactement en rapport avec les exigences d'une pareille situation ».

Nous avons de nouveau, le 3 décembre, prié le Dʳ X.... de nous fournir des explications sur le mode de déligation auquel il avait eu recours, le 6 juillet, pour corriger le résultat défectueux que l'examen du membre lui révélait.

Des déclarations consignées plus haut, il ressortirait que, le 6 juillet, le Dʳ X... a manifesté l'intention d'appliquer un second appareil de Scultet ; que c'est à son corps défendant, sur le refus du malade, qu'il s'est résigné à la simple application d'attelles de carton maintenues par une bande roulée ; que, enfin, « il lui a conseillé (au sieur B...) de s'adresser à un autre médecin.... quand il a constaté la mobilité des fragments ».

Notre devoir était, on le conçoit, d'insister auprès du Dʳ X... sur la gravité spéciale de ces déclarations : il en a maintenu la légitimité, nous donnant, nous réitérant l'assurance qu'elles étaient conformes à la vérité.

Si les choses se sont réellement passées ainsi, si le sieur B .. a opposé un refus obstiné à la proposition qui lui était faite d'un second appareil de Scultet, nous estimons que le Dʳ X... ne saurait être rendu responsable des événements ultérieurs.

L'homme de l'art ne possède vis-à-vis de son client que le droit de conseil, de persuasion, même dans le cas où il se croit en droit de penser, de prévoir que l'exécution de ses prescriptions peut sauver les jours du malade. A plus forte raison en est-il de même dans les circonstances où la vie n'est pas en jeu.

Certes il est regrettable, si les choses se sont passées commé le raconte le Dʳ X..., que ce dernier ait négligé d'assurer, par un procédé quelconque compatible avec les obligations professionnelles, aux conseils qu'il donnait au sieur B... un caractère d'authenticité qui eût coupé court d'avance à toute récrimination. Mais, qu'on veuille bien le remarquer, d'un côté il est impossible de fixer la dose d'insistance que le médecin doit déployer dans son action sur le malade ou l'entourage de ce malade, de spécifier les moyens à l'aide desquels il doit chercher à faire triompher cette action; d'un autre côté, s'il est une chose qui ne puisse pas tourner au détriment du médecin, c'est l'oubli de ses intérêts personnels, c'est l'absence de précautions destinées à les sauvegarder dans l'avenir.

Le Dr X... appliqua donc, le 6 juillet, un appareil plus simple, consistant en une bande roulée qui devait être arrosée de trois-six et qui assujettissait des attelles de carton posées directement sur la peau.

Nous ne pouvons que répéter, à propos de cet appareil. ce que nous en disions dans notre premier Rapport : il n'était pas susceptible de suffire aux exigences de la situation. Il eût été insuffisant alors même que le malade « catégoriquement averti des dangers des mouvements », eût scrupuleusement obéi à la « recommandation expresse du repos le plus absolu au lit » ; les secousses inévitablement occasionnées par les déplacements du lit au fauteuil et du fauteuil au lit le rendaient, en dépit des palliatifs indiqués (plan incliné sur lequel glissait le membre dans la translation du lit sur le fauteuil) impuissant à exercer sur les fragments la contention nécessaire.

b. S'il est établi que, le 6 juillet, le sieur B .. s'est refusé à la réapplication de l'appareil de Scultet, c'est sur lui que retombe la responsabilité du retard et de l'irrégularité de la consolidation.

Si, à la suite de l'application des attelles de carton et de la bande roulée, après avoir reçu la « recommandation expresse du repos le plus absolu au lit », après avoir été averti « catégoriquement » des dangers des mouvements, le sieur B... a fini par arracher, de guerre lasse, au Dr X... l'autorisation de quitter de temps en temps le lit pour séjourner sur un fauteuil, il est le premier et jusqu'à un certain point le principal auteur des mécomptes dont il se plaint aujourd'hui.

Si le sieur B... a, dans une mesure sérieuse, transgressé les ordres du Dr X... (« néanmoins, il l'a vu avec sa femme dans son jardin quelques jours après l'application de ce second appareil »), s'il a de sa propre autorité et à l'insu du médecin imposé au membre malade les manœuvres nécessitées par les bains de jambe dont le D' X... assure n'avoir *jamais, jamais* pris l'initiative et n'avoir jamais entendu parler, il est mal fondé dans ses revendications vis-à-vis de ce dernier. Ces faits, étant reconnus réels, indiqueraient d'une part une désobéissance particulièrement grave, dans l'espèce, aux recommandations de l'homme de l'art ; d'autre part, ils révéleraient l'existence d'une action thérapeutique occulte, instituée et poursuivie en cachette du médecin et qui, étant donnée la situation du membre, était susceptible d'entraîner un résultat diamétralement opposé à celui que l'on cherchait à atteindre.

c. De la discussion précédente, il ressort que l'infirmité dont le sieur B... est porteur doit être attribuée exclusivement au D' X... ou au sieur B... lui-même, ou simultanément à l'un et à l'autre, suivant la manière dont les choses se sont passées en réalité.

En principe, nous le répétons encore, et dans les conditions ordinaires, c'est-à-dire avec le degré d'obéissance, surtout dans l'espèce d'immobilité sur lequel l'homme de l'art peut moyennement compter de la part du patient, l'appareil mis en usage, le 6 juillet, par le D' X... n'était pas apte à maintenir en contact suffisant les fragments obliques d'une fracture double de jambe non consolidée au trente-huitième jour. Les seuls mouvements impossibles à éviter, même avec le séjour au lit, du tronc, des membres sains, devaient fatalement retentir sur ces fragments imparfaitement coaptés et, en conséquence, retarder la soudure de ces fragments, tout en exposant cette soudure à s'accomplir dans une position plus ou moins défectueuse. Au cas donc où le sieur B..., se remettant aveuglément aux mains de son médecin, aurait joué un rôle purement passif, la responsabilité de l'événement mériterait d'être attribuée au D' X...

Au contraire, s'il est avéré que le sieur B... s'est refusé à la réapplication d'un Scultet, le 6 juillet ; que, de plus, il a exigé la cessation du séjour au lit, imposé par son insistance l'autorisation de se mettre sur un fauteuil ; qu'il a désobéi en allant au

jardin, qu'il a pris des bains de jambe non prescrits par M. X...
et sans l'en prévenir, sa part de responsabilité grandit progressivement jusqu'à se substituer à celle du Dr X...

Mais, nous trouvant en présence d'allégations contradictoires,
nous ne saurions concevoir la prétention de démêler ce qu'il y a
de légitime dans les reproches que le Dr X... et le sieur B... se
renvoient réciproquement, de fixer la part qui revient à chacun
dans le résultat final.

A vrai dire, la solution de ces problèmes se heurte le plus
souvent à des écueils de ce genre. Le malade, instinctivement disposé à faire peser sur son médecin la responsabilité des souffrances qu'il a endurées, des accidents qui ont entravé le cours
régulier de la maladie, des suites que cette maladie a entraînées,
fait bon marché des fâcheuses influences que sa mauvaise volonté,
ses préjugés, ses parti pris, ont exercées su rl'évolution de la lésion,
sur le développement du plan thérapeutique conçu par l'homme
de l'art. Celui-ci, de son côté, prend parfois trop facilement son
parti des difficultés qu'il rencontre dans l'accomplissement de sa
mission : la prescription une fois faite, le conseil une fois donné,
il en abandonne trop exclusivement l'exécution à la sagacité, à
l'exactitude du patient ou de l'entourage.

Jusqu'où doivent aller les *impedimenta* provenant du malade
pour dégager la responsabilité du médecin? Jusqu'où doivent
aller les efforts du médecin dans cette véritable lutte qu'il engage
avec le malade pour qu'il puisse se dire en toute sûreté de conscience qu'il a fait le possible et que son devoir est rempli ? En
pareille matière, on le conçoit, il n'y a pas de règle possible ;
c'est affaire de degrés, de nuances, qui échappent généralement
à une appréciation rétrospective.

Aussi, dans l'espèce, nous en tiendrons-nous à l'indication des
faits matériels, palpables.

Nous signalons, à la charge du Dr X..., l'insuffisance de l'appareil appliqué le 6 juillet. Considéré à un point de vue théorique et abstraction faite des circonstances qui ont pu contraindre

le Dr X... à s'en contenter, cet appareil n'avait pas de quoi satisfaire aux indications du cas présent.

Mais, en supposant même que l'emploi de ces moyens de contention trop rudimentaires ait émané du libre choix du Dr X... agissant dans la plénitude de sa souveraineté professionnelle, le sieur B... n'en resterait pas moins responsable des conséquences, d'autant plus inévitables et d'autant plus redoutables que la contention était trop précaire, provenant des secousses occasionnées par la sortie au jardin, par les bains de jambe. Bien mieux, ces faits démontreraient que, non content de ne pas déférer aux recommandations de son médecin, le sieur B... recourait à des moyens thérapeutiques non prescrits par ce dernier.

Nous avons enfin le devoir de revenir, en terminant, sur des détails dont la portée nous paraît sérieuse.

Il ne s'agit plus ici de dissentiments sur des nuances, des appréciations, des interprétations ; sur des recommandations, des prescriptions plus ou moins expressément, plus ou moins nettement formulées, plus ou moins favorablement accueillies, plus ou moins exactement exécutées ; il s'agit de faits matériels, d'objets palpables, à l'occasion desquels le sieur B... et le Dr X... sont en contradiction formelle.

a. Nous n'avions pas eu occasion, dans notre premier Rapport, d'insister sur la disposition de l'appareil institué par le Dr X..., le 6 juillet, après la suppression de l'appareil de Scultet. Nous nous étions bornés à reproduire les indications sommaires que nous avaient fournies MM. B... et X... (attelles de carton et bande roulée) et qui nous avaient permis d'en apprécier l'insuffisance.

Le 26 novembre 1886, le sieur B... nous a donné de cet appareil une description plus circonstanciée ; d'après lui, il aurait été « composé de trois coussins remplis de son, externe, interne et antérieur, ce dernier ne dépassant pas l'extrémité inférieure du fragment supérieur. Ces coussins étaient maintenus par trois attelles correspondantes. L'antérieure, pas plus que le coussin sous-jacent, ne dépassait pas l'extrémité inférieure du fragment supérieur. Les deux autres attelles s'étendaient jusqu'aux malléoles. »

Cette description ne se concilie malheureusement en aucune façon avec celle du Dr X..., qui nous a dit avoir «appliqué alors un appareil plus simple (que le Scultet proposé par lui et refusé par le sieur B...) consistant en une bande roulée assujettissant deux attelles de carton doublé mouillées, de 0,25 centim. de longueur, appliquées directement sur la peau.

b. Le sieur B... nous a remis deux fragments de carton qu'il nous a dit être deux attelles dont le Dr X... s'est servi après la visite à M. Dubrueil.

Nous avons montré ces deux fragments de carton à M. X... Celui-ci nous a déclaré ne pas reconnaître ces fragments de carton, ne s'en être jamais servi, n'avoir jamais songé à s'en servir.

Nous avons cru devoir, afin d'éviter toute chance d'erreur, de malentendu, ramener l'attention de MM. B... et X... sur ce nouvel incident. Le 12 janvier 1887, nous leur avons adressé les lettres suivantes :

A M. B...

«Nous vous serions reconnaissants si vous vouliez bien nous renseigner d'une façon précise et au plus tôt sur le point suivant :

»A quelle époque et pendant combien de temps le Dr X... a-t-il employé les deux attelles de carton que vous nous avez remises le 26 novembre dernier ? »

A. M. X...

« Nous vous serions reconnaissants si vous vouliez bien nous renseigner au plus tôt et d'une façon précise sur le point suivant :

»Avez-vous, à une époque quelconque du traitement de la fracture du sieur B..., employé les deux attelles de carton que ce dernier nous a remises et que nous vous avons montrées le 3 décembre ? »

Nous transcrivons ci-dessous les réponses :

« C....., le 13 janvier 1887. Messieurs, en réponse à votre honorée du 12 janvier, je viens vous dire que le premier appareil placé par M. X... a été enlevé le 11 juillet. A ce moment, **M. X...** me fit mettre une simple bande à l'endroit de la fracture, sans aucun morceau de carton, disant que c'était suffisant parce que le cal était très solide.

»C'est le 13 juillet qu'il m'a autorisé à me lever.

»Voyant moi-même dans la suite que ma jambe n'était pas en bon état, je demandai à M. X... si je ne devais pas la soutenir avec un morceau de carton plié, et je le montrai à M. X... qui me dit : La bande suffit, le carton ne peut faire grand bien ni grand mal ; mets-le si tu veux. Ayant voulu, il me le fit placer sans déplier la bande et au-dessus de la bande. Ceci a été fait dans les derniers jours de juillet ou dans les premiers jours d'août seulement. Depuis le 11 juillet, j'avais la simple bande.

»J'ai gardé le morceau de carton plié depuis la fin du mois de juillet ou premiers jours d'août jusques au 8 septembre, où la jambière commandée par M. Dubrueil fut prête.

»Pour les deux rondelles de carton que j'ai remises à MM. les Experts, c'est le 26 août seulement, après ma visite à M. Dubrueil, que M. X..., en attendant que la jambière fût faite, a voulu placer les rondelles, mais les a immédiatement enlevées lui-même parce qu'elles ne pouvaient aller, et, les ayant enlevées, a remis la simple bande, disant que tout s'arrangerait avec l'aide de la Providence.

»Recevez, etc. B..., ex-plâtrier. »

« C ...., le 16 janvier 1887. A Messieurs les professeurs Jaumes, Dubrueil et Grynfeltt. Messieurs, vous me faites l'honneur de m'adresser une lettre contenant cette phrase :

»Avez-vous, à une époque quelconque du traitement de la fracture du sieur B..., employé les deux attelles de carton que ce dernier nous a remises et que nous vous avons montrées le 3 décembre ?

»Réponse : Je ne reconnais point ces deux attelles et je ne les ai jamais employées.

»Agréez, etc., X...»

La réponse du Dr X... ne vise que le sujet sur lequel nous l'avions interrogé ; elle est catégorique : M. X .. ne reconnaît pas les deux fragments de carton, il ne les a jamais employés.

Le sieur B... maintient ses premières affirmations : le 26 août, ces deux morceaux de carton ont été placés sur la jambe fracturée, par le Dr X..., qui a reconnu qu'ils ne pouvaient pas convenir, et les a enlevés.

D'où il ressort :

1° Que l'opposition persiste entre MM. B... et X... sur un fait matériel, et que, cela va sans dire, nous ne possédons pas les moyens de déterminer si les deux morceaux de carton laissés entre nos mains par M. B... sont ou ne sont pas ceux dont M. X... aurait essayé l'emploi ;

2° Qu'en réalité ces deux morceaux de carton n'ont joué aucun rôle dans le traitement de la fracture, puisque, de l'aveu du sieur B... lui-même, le 26 août, le Dr X... les aurait simplement présentés et, constatant qu'ils ne pouvaient pas convenir, les aurait immédiatement rejetés.

c. Il y a plus : Dans sa lettre du 13 janvier, M. B... ne se borne pas à nous répondre sur le point qui avait fait l'objet exclusif de notre interrogation ; il revient sur les incidents de la deuxième période du traitement de sa fracture.

Le passage ainsi conçu : « Je fis arranger un morceau de carton plié » a trait probablement à l'appareil gouttière qu'il nous a apporté le 26 novembre. Or ce passage aggrave le désaccord que nous avons signalé plus haut sur ce point, qui est encore d'ordre matériel.

En effet, alors que M. X... affirme n'avoir « jamais vu sur la jambe du sieur B... le système déligatoire (linges et cartons) que ce dernier nous a laissé », d'après ce passage de la lettre du 13 janvier, M. X... aurait non seulement vu cet appareil, mais serait même intervenu dans son application : « (Je le montrai à M. X... qui m'a dit : La bande suffit, le carton ne peut faire grand bien ni grand mal ; mets-le si tu veux. Ayant voulu, il me le fit placer sans déplier la bande et au-dessus de la bande ».)

Il ne nous appartient pas de prendre parti dans ce débat, car

nous ne sommes pas en mesure de discerner quelles sont, des
allégations de M. B... ou de M. X..., celles qui sont conformes à la vérité. Tout ce que nous pouvons dire, c'est que ces
détails du conflit pendant entre le sieur B... et le Dr X...
empruntent à leur caractère une gravité spéciale, puisqu'ils im-
pliquent nécessairement, ou l'intervention mensongère de faits
matériellement faux, ou la négation mensongère de faits matériellement vrais.

IV. *Conclusions.*—1° La cause du défaut de consolidation de
la fracture du sieur B..., le trente-huitième jour après l'accident,
ne nous paraît pas pouvoir être déterminée avec précision ;

2° Le Dr X..., en constatant, le 6 juillet 1884, le défaut
de consolidation de la fracture, pouvait facilement reconnaître
et affirme avoir reconnu que la saillie osseuse qui s'était produite
sous l'appareil était due à un chevauchement des os et non à
une exubérance du cal.

Si les déclarations du Dr X... sont conformes à la vérité, il
n'y a pas eu sur ce point d'erreur commise par lui, et par conséquent on n'aurait à lui reprocher ni insuffisance d'exploration,
ni défaut de soins, ni ignorance grossière ;

3° L'application, le 6 juillet, de l'appareil prothétique prescrit le 23 août ou de tout autre appareil contentif, était commandée par l'état de la fracture ; elle aurait eu très probablement pour résultat l'abréviation du délai nécessité par la soudure
définitive des os ; il est également à présumer que le chevauchement des fragments et le raccourcissement du membre en
auraient été diminués ; mais, étant données les modifications
dont les surfaces fracturées avaient été à coup sûr le théâtre durant les trente-sept jours écoulés depuis l'accident, on ne peut
pas affirmer que la guérison se fût opérée *sans raccourcissement* ;

4° La responsabilité de l'infirmité dont est affligé le sieur B...
remonte, soit au Dr X..., soit au sieur B..., soit à l'un et à
l'autre, suivant ce qu'il y a de vrai dans leurs allégations, suivant le degré de fondement des reproches qu'ils se renvoient

réciproquement. Nous trouvant en présence d'assertions absolument contradictoires et dont nous n'avons aucun moyen de contrôler la légitimité, nous ne nous sentons pas en état de démêler l'origine et encore moins de fixer la mesure de cette responsabilité.

Si le sieur B... s'est, le 6 juillet 1884, refusé à la réapplication d'un appareil de Scultet; s'il a imprimé à son membre des mouvements interdits par le médecin (sortie au jardin, bains de jambe, etc.); s'il a eu recours à des moyens thérapeutiques non prescrits par ce dernier, la responsabilité de sa situation actuelle lui incombe entièrement.

Si, le 6 juillet 1884, le Dr X... a, de son plein gré, institué l'appareil composé de deux plaques de carton et d'une bande roulée; si, le 11, il a spontanément supprimé cet appareil pour s'en tenir à une simple bande roulée; si ses prescriptions ont été régulièrement exécutées, si ses conseils ont été scrupuleusement suivis, c'est sur lui que retombe la responsabilité du résultat final.

Dans le cas où cette responsabilité devrait être divisée, il ne nous semble pas possible, dans l'espèce, de doser la part imputable à chacun.

Montpellier, le 18 février 1887.

TROISIÈME JUGEMENT du Tribunal civil de... en date du 31 octobre 1887:

« Attendu qu'un jugement du tribunal de céans, en date du vingt-neuf mai mil huit cent quatre-vingt-six, ayant acquis l'autorité de la chose jugée, a décidé qu'aucune faute n'était imputable à X... pendant la première période des soins donnés à B... à la suite de l'accident du trente mai mil huit cent quatre-vingt-quatre;

» Attendu qu'il résulte du jugement sus-visé qu'au six juillet mil huit cent quatre-vingt-quatre, point de départ de la seconde période du traitement, X... enleva l'appareil de Scultet qu'il avait apposé, dès l'origine, sur la jambe de B..., constata que la consolidation ne s'était point effectuée, qu'il y avait mobilité et léger chevauchement des fragments osseux : et cependant, d'après ses propres déclarations, se contenta de remplacer le

premier appareil par un autre appareil rudimentaire bien moins
énergique, bien moins approprié aux exigences de la situation,
et que les experts dans leur premier Rapport ont reconnu être
absolument insuffisant ;

» Attendu que le jugement du vingt-neuf mai mil huit cent
quatre-vingt-six, ordonne une nouvelle expertise à l'effet de
rechercher si le fait précisé à la charge de X... constituait
une faute de nature à engager sa responsabilité et si cette faute
avait engendré un préjudice dont B... fût en droit de demander la réparation ;

» Attendu qu'il convient donc d'examiner : premièrement, si
X... a commis une faute ; deuxièmement, s'il en est responsable ; troisièmement, si elle a eu des conséquences dommageables.

» I. — *Sur la première question, relative à la faute.*

» Attendu que les expertises ne laissent aucun doute à ce
sujet ; — qu'en effet, à la page cinq de la minute du premier
Rapport, on lit : — Le six juillet, l'appareil Scultet est levé, les
fragments osseux sont mal coaptés, ils donnent lieu à deux
saillies et ils présentent encore un certain degré de mobilité.
Ayant constaté cette double défectuosité de la consolidation de
la fracture, M. X.. se contenta d'appliquer une bande roulée
autour de la jambe et d'en immobiliser la fracture avec de
simples attelles en carton, en même temps qu'il prescrivait le
repos absolu au lit ; — que dans le second Rapport, à la page
vingt-deux, les experts s'expliquent ainsi sur l'appareil dont
X... a fait usage : — Cet appareil n'était pas susceptible de
suffire aux exigences de la situation ; il eût été insuffisant alors
même que le malade, catégoriquement averti des dangers des
mouvements, eût scrupuleusement obéi à la recommandation
expresse du repos absolu au lit ; il était impuissant à exercer
sur les fragments la contention nécessaire ;

» Attendu que les experts ajoutent à la page vingt-trois :
— En principe, nous le répétons encore, l'appareil mis en
usage le six juillet par le docteur X... n'était pas apte à maintenir en contact suffisant les fragments obliques d'une fracture
double de jambe non consolidée au trente-huitième jour. Les
seuls mouvements, impossibles à éviter même avec le séjour
au lit, devaient fatalement retentir sur les fragments imparfaitement adaptés, en conséquence retarder la soudure de ces
fragments, tout en exposant cette soudure à s'accomplir dans
une position plus ou moins défectueuse ;

» Attendu, d'après les précédentes citations, qu'il est établi que X... a commis une faute le six juillet mil huit cent quatre-vingt-quatre en prescrivant, ainsi qu'il l'a fait, c'est-à-dire en remplaçant l'appareil Scultet par un appareil rudimentaire insuffisant et impuissant, dans toutes les hypothèses les plus favorables, même en cas de repos absolu au lit, à amener la consolidation de la fracture ;

» Attendu qu'il ressort en outre des expertises qu'une autre faute à la charge du docteur X... a précédé celle qui vient d'être constatée, ou lui a été concomitante. Que cette autre faute résulte de ce fait que le six juillet, après avoir reconnu la mobilité et le chevauchement des fragments de la fracture, X... a négligé de refaire la coaptation de ces fragments, opération qui devait nécessairement précéder l'application d'un appareil quel qu'il fût. Que cette déduction découle des appréciations des deux expertises. Que le premier Rapport, au sujet des obligations de X... à la levée du premier appareil, porte : — C'était le cas de refaire la coaptation exacte des bouts fragmentaires de la fracture et de réappliquer l'appareil Scultet. Que le second Rapport est tout aussi formel et qu'il énonce ceci à la page dix-huit : — Lorsque, le six juillet, l'examen du membre a révélé l'existence du chevauchement et le défaut de soudure des fragments, l'indication thérapeutique consistait dans l'immobilisation aussi absolue que possible de ces fragments, préalablement ramenés à la situation normale, au moyen d'un appareil sévèrement contentif;

» Attendu par conséquent qu'il est incontestable que par oubli, imprudence, négligence ou inertie professionnelle, X..., en ne procédant pas, le six juillet, à une nouvelle coaptation des fragments de la fracture non consolidée, a commis une faute. Qu'il convient, de même que pour la faute précisée plus haut, de l'examiner successivement au double point de vue de la responsabilité de son agent et enfin de ses conséquences dommageables.

» II. — *Sur la responsabilité de X...*

» Attendu qu'à aucun moment, ni dans ses dires de la première et de la seconde expertise, ni dans aucun document de la cause, ni dans ses déclarations devant le tribunal, X... n'a soutenu ni même allégué qu'il eût, le six juillet, procédé à la nouvelle coaptation qui, d'après les experts, devait précéder l'application de l'appareil qu'il était indispensable d'apposer. — Que X... n'a pas prétendu davantage qu'il eût été empêché par B... de procéder à ladite coaptation. — Qu'il est donc juste de faire peser sur X... seul la responsabilité d'une faute qui est imputable à lui seul ;

» Attendu, pour la faute engendrée par l'application d'un appareil insuffisant en remplacement du premier appareil de Scultet, que X... prétend être à l'abri de toute responsabilité parce qu'il n'avait agi ainsi qu'à son corps défendant, B... ayant refusé de subir l'application d'un nouvel appareil de Scultet ;

»Mais attendu d'abord qu'il est à noter que ces explications et justifications de X... ne se sont produites pour la première fois qu'au cours de la seconde expertise ; que dans ses déclarations consignées dans le premier Rapport il ne fait pas même allusion à ce prétendu refus de B..., alors qu'il était essentiel de le signaler aux experts, soit au point de vue professionnel pour éloigner toute critique à ce sujet, soit au point de vue judiciaire pour repousser une responsabilité non encourue. Qu'invité à la Chambre du conseil à expliquer son silence sur ce point, X... a été impuissant à le motiver autrement que par un oubli, une inattention aussi surprenante que regrettable;

»Attendu, sous un autre aspect, que la version de X... ne se concilie ni avec ses actes, ni avec ses paroles. — Qu'en effet il reconnaît avoir continué ses visites et ses soins à B... même après le refus imputé à celui-ci. — Qu'il déclare n'avoir cessé ses visites que longtemps après le six juillet et sans en avertir formellement B... — Qu'il semble que si le refus de celui-ci ne permettait pas à son médecin de lui donner les soins réclamés, nécessités par son état, ce médecin avait le devoir de se conduire autrement qu'il ne l'a fait. — Que le souci de sa dignité professionnelle en même temps que le soin de sa responsabilité lui commandaient de se retirer, du moment que B... refusait de suivre un traitement dont l'inexécution devait fatalement entraîner à son préjudice des conséquences inévitables et irréparables ;

»Attendu que si ces déductions ne sont pas absolument indiscutables, si ces présomptions n'équivalent pas à des preuves, il est certain tout au moins que le langage tenu par X... à B... le six juillet, lors de l'enlèvement de l'appareil Scultet, constitue une imprudence susceptible d'engager sa responsabilité ; que X... avoue qu'à l'instant même où il constatait la mobilité et le chevauchement des fragments de la fracture il a affirmé à B... que les saillies et les protubérances osseuses produites par le chevauchement des os non consolidés provenaient

de la formation du cal : *C'est le cal* ; qu'il reconnaît implicitement, ainsi que cela résulte de la reproduction de son interrogatoire (pag. 12 du second Rapport), avoir dit à B... postérieurement au six juillet, et toujours pour expliquer les saillies
osseuses dont se préoccupait B... : *Ce sont les nerfs ;*

»Attendu qu'en rapprochant ces propos si importants du traitement institué par X... au six juillet, du fait de la continuité
des soins prolongés longtemps après cette date, des recommandations faites à B... de garder un repos absolu, recommandations propres à inspirer au malade une décevante espérance de
guérison, si elles n'expliquent la confiance du médecin dans le
mérite et dans les résultats à obtenir de l'appareil appliqué après
l'enlèvement du Scultet, on est amené à se demander si réellement X... n'a pas cru de bonne foi que le cal était formé lorsqu'il l'a dit à B... Que de cette façon les actes de X... seraient
en harmonie avec ses paroles, celles-ci expliquant tout naturel-
lement ceux-là ;

»Attendu que si cette interprétation était admise et si l'erreur
précisée ci-dessus avait été commise, elle serait de nature à
engager également la responsabilité de X... — Qu'à la vérité
X... soutient qu'au six juillet il a constaté la mobilité et le chevauchement des fragments de la fracture ; qu'il ne s'est pas
mépris sur la signification des saillies osseuses qu'il observait,
et qu'en disant : *C'est le cal, ce sont les nerfs*, il se proposait seulement de rassurer son malade ;

»Or, attendu que, même dans cette hypothèse, la responsabilité de X... est engagée par l'imprudence qui lui est imputable. — Que si B... a vraiment refusé de se laisser appliquer un
second appareil de Scultet, X... qui, après avoir constaté la non-
consolidation de la fracture, savait ou devait savoir que la consolidation ne pouvait s'obtenir qu'au moyen d'un appareil
contentif énergique, avait, sur le refus de B..., l'impérieux devoir de lui faire connaître que le cal n'était pas formé et qu'il
était impossible qu'il se formât sans appliquer tout au moins
un appareil de Scultet ;

»Attendu que, dans certains cas, l'humanité prescrit au médecin de dissimuler au malade la gravité de son état, alors surtout que la science est impuissante à conjurer le mal et à procurer l'amélioration ou la guérison du malade. — Qu'il en est
autrement dans l'espèce actuelle. — Qu'il est raisonnable de
penser que la nécessité d'appliquer un nouvel appareil de Scultet, semblable à celui qu'il avait subi pendant trente-huit jours,
n'avait en elle-même rien de bien terrifiant pour B..., et que, si

cette nouvelle nécessité lui avait été démontrée par X .. expliquant la situation réelle et ses exigences, on doit admettre que B..., à moins qu'il n'eût perdu la notion du bon sens et de son propre intérêt, se serait incliné sans hésitation devant cette inévitable et absolue nécessité;

»Attendu de plus que les propos de X... étaient de nature à inspirer à B... une fausse sécurité sur la consolidation de sa fracture et une confiance trompeuse en sa guérison, et par suite pouvaient et devaient l'amener à rejeter comme superflus tous nouveaux moyens thérapeutiques propres à assurer un résultat qu'on lui donnait si imprudemment comme étant déjà obtenu et certain. — Que X... a déclaré devant le Tribunal qu'un appareil contentif devient inutile lorsque le cal est formé ; opinion qui légitimait le refus de B... s'il s'est produit. — Que c'est donc par la faute directe ou l'imprudence de X... que, le six juillet, un appareil insuffisant a été appliqué à B...—Qu'ainsi en se plaçant à tous les points de vue, en acceptant même toutes les déclarations de X... et les hypothèses les plus favorables, il faut reconnaître que sa responsabilité est engagée par cette seconde faute comme par la première dans une mesure qui ne peut, en l'état, être fixée, par les motifs qui seront ci-dessous développés.

»III. — *Sur les conséquences des fautes de X...*

»Attendu qu'il résulte du Rapport des experts que ces conséquences sont incontestablement dommageables ; qu'après avoir constaté, d'après les déclarations de X... lui-même, qu'il s'est borné, le six juillet, à appliquer à B... un appareil insuffisant, les experts disent à la pag. 11 du premier Rapport: — Aussi dès ce moment les bouts fragmentaires de la fracture sont restés dans une position vicieuse et le travail de consolidation s'est trouvé arrêté. Qu'évidemment ces prévisions établissent que la double faute ci-dessus relevée contre X..., de n'avoir pas procédé le six juillet à une nouvelle coaptation et secondement d'avoir appliqué un appareil insuffisant, ont eu une influence directe, soit sur la durée de la maladie de B.... soit sur sa guérison imparfaite, c'est-à-dire sur la consolidation vicieuse de sa fracture avec un cal difforme et sur le raccourcissement de la jambe blessée ;

»Attendu que cette appréciation est confirmée, d'une part par les déclarations de X..., qui a reconnu en Chambre du conseil, premièrement que le raccourcissement de la jambe de B... eût été moindre si, au six juillet, l'appareil enlevé n'eût pas été remplacé par un appareil insuffisant, que d'autre part cette appréciation s'appuie sur la réserve du premier Rapport, lequel, pag. 12, déclare : que lorsque X... a constaté le chevauchement des fragments au trente-huitième jour de la fracture, leur mobilité, également constatée alors, permettait de les remettre en bonne situation et de les y maintenir par un appareil contentif de Scultet ou autre soigneusement appliqué ;

»Attendu, de plus, qu'à la page 23 du second Rapport les experts reconnaissent que l'appareil mis en usage le six juillet par le Dr X... n'était pas apte à maintenir en contact suffisant les fragments obliques d'une fracture de jambe non consolidée au trente-huitième jour, et qu'ils ajoutent : — Les seuls mouvements impossibles à éviter même avec le séjour au lit devaient fatalement retentir sur les fragments imparfaitement coaptés et par conséquent retarder la soudure de ces fragments, tout en exposant cette soudure à s'accomplir dans une disposition plus ou moins défectueuse;

»Attendu qu'il résulte des conclusions du second Rapport et de ses énonciations, page 19, que les experts n'admettent pas sans réserves que l'appareil prescrit le vingt-trois août par le Dr Dubrueil ou tout autre appareil contentif eût, si le Dr X... en eût fait usage le six juillet, amené une consolidation régulière sans raccourcissement aucun du membre blessé, mais que tout au moins il est certain, d'après les citations et les considérations ci-dessus, que si X... n'avait point commis les deux fautes ci-dessus relevées à sa charge, la consolidation de la fracture eût été plus prompte et se serait effectuée dans des conditions moins vicieuses, puisque, au dire des experts, l'abstention relative à une nouvelle coaptation et l'application d'un appareil insuffisant ont retardé la soudure des fragments osseux et l'ont exposée à s'accomplir dans une position plus ou moins défectueuse, ainsi que cela est arrivé;

»Attendu par conséquent, à ce double point de vue, qu'un préjudice a été inféré à B... par la faute de X..., qui en est responsable au moins pour partie et qui en doit réparation ;

»Mais attendu que le Tribunal, s'il est, à un point de vue abstrait, suffisamment éclairé sur l'étendue du dommage souffert par B..., n'est point à même de dégager l'indemnité à lui allouer parce qu'il n'est pas complètement fixé sur la question de responsabilité ;

»Attendu que X... soutient que B... a commis des fautes et des imprudences qui auraient pour effet de faire peser sur ledit B... toutes les responsabilités ; qu'il résulte des déclarations de B... lui-même qu'il s'est levé le treize juillet, qu'il a mar-

ché ensuite peu après et s'est promené dans son appartement,
qu'il a pris des bains de jambe; qu'il est essentiel de savoir si
B... a agi ainsi spontanément et de son initiative personnelle,
ainsi que l'affirme X..., ou avec l'autorisation et même sur l'ordonnance de celui-ci, comme le soutient B...;

»Attendu que d'une manière générale les faits respectivement
mis en avant par les deux parties sont de telle nature que la
Preuve, dans un sens ou dans l'autre, peut, sinon complètement
déplacer les responsabilités, tout au moins engager la responsabilité de B... et par suite atténuer plus ou moins la responsabilité mise d'ores et déjà et en principe à la charge de X...;
que cette preuve pourrait ainsi avoir pour résultat d'aggraver la
responsabilité de ce dernier;

»Attendu que les experts, sans doute par la faute ou la négligence des parties, n'ont pas tiré, de l'autorisation d'ouïr des
témoins, toutes les ressources dont elle était susceptible; qu'ils
se déclarent impuissants à démêler la vérité entre les allégations contradictoires dont d'après eux la justification absolue
ou relative doit rejeter tout ou partie de la responsabilité sur
l'une ou sur l'autre des parties ou diviser entre elles cette responsabilité. — Que si ces conclusions des experts ne sauraient
être soutenues dans ce qu'elles ont d'inconciliable avec la présente décision, elles démontrent cependant combien la lumière
est désirable sur ces questions;

»Attendu que la cause en elle-même et à raison de la profession de X... est d'une nature particulièrement délicate et que
le Tribunal, quelle que soit sa répugnance à augmenter les frais
et à retarder la solution du procès, a le devoir de ne négliger
aucun moyen pour éclairer sa religion;

»Attendu qu'en dehors même des demandes concernant l'al-
location des dommages, de graves intérêts sont en litige. —
Que X... doit être désireux de justifier sa dignité et sa capacité
professionnelle et la loyauté de son caractère atteinte par les
affirmations de B..., qu'il prétend inexactes et calomnieuses.—
Qu'en outre il a un grand intérêt à établir que B... a commis
des fautes engageant la responsabilité dudit B... et atténuant
d'autant sa propre responsabilité. — Que B..., de son côté, est
tout aussi intéressé à prouver la sincérité de ses allégations,
puisque cette preuve pourrait faire retomber sur X... seul tout
le poids des responsabilités.—Qu'il y a donc lieu, avant de statuer au fond sur les autres questions ci-dessus réservées et con-
formément aux conclusions subsidiaires de B..., de l'autoriser
à rapporter la preuve des faits qui seront ci-dessous précisés,

en rejetant la demande en preuve sur la seconde articulation
comme non relevante, puisqu'il est établi dès maintenant que
l'appareil, tel que X... reconnaît l'avoir appliqué au six juillet,
était insuffisant. — Qu'il convient de réserver à X... la preuve
contraire et de réserver les dépens ;

»Par ces motifs : le Tribunal, après avoir délibéré en secret,
jugeant publiquement, contradictoirement et en premier ressort
et prenant droit des expertises, homologue en tout ce qui n'est
pas contraire aux dispositions du présent jugement. — Dit et
juge qu'il résulte des documents et éléments de la cause, que
X..., le six juillet mil huit cent quatre-vingt-quatre, a commis
deux fautes lors de l'enlèvement de l'appareil de Scultet:—Premièrement, en ne procédant pas à une nouvelle coaptation. —
Deuxièmement, en appliquant un appareil insuffisant dans
toutes les hypothèses. — Dit et juge que ces fautes ont eu des
conséquences dommageables pour B... — Premièrement, en
retardant la consolidation de sa fracture. — Deuxièmement,
en l'exposant à se consolider dans une position vicieuse et raccourcissement de la jambe blessée, ce qui en effet s'est produit.
— Dit et juge que X.. est directement ou indirectement responsable de ces deux fautes.— Dit et juge en conséquence que
d'ores et déjà la responsabilité de X... est engagée dans une
mesure qu'il est actuellement impossible de préciser ; ce faisant
et dans le but de s'éclairer sur la nature de la responsabilité à
mettre à la charge X.. , comme sur la responsabilité éventuelle
de B..., et de contrôler les allégations contradictoires respec-
tives des parties — avant de statuer au fond sur les autres questions ci-dessus réservées, — autorise B... à prouver tant par
titres que par témoins aux formes de droit: — Premièrement,
que le six juillet mil huit cent quatre-vingt-quatre, au moment
où l'appareil Scultet a été enlevé, il ne s'est nullement refusé à
l'application d'un second appareil du même genre ni à l'emploi
ou l'usage de tout autre traitement prescrit par X...—Deuxièmement, que celui-ci a institué en pleine liberté et de sa
propre initiative le traitement dont il a usé à partir de l'enlèvement du premier appareil, qu'il ne s'est plaint de l'indocilité
de B... ou de son refus de se soumettre à ses prescriptions. —
Troisièmement, que X... a spontanément autorisé B... à se
lever le treize juillet, que peu après il l'a autorisé à marcher et
à se promener, lui répétant en diverses circonstances ce qu'il
lui avait dit le six juillet, que le cal était formé, que sa fracture
était consolidée et qu'il ne fallait que du temps et de la patience

pour amener sa guérison. — Quatrièmement, que X... lui
a prescrit en présence de nombreux témoins, à une époque voisine du six juillet, des bains de jambe, s'est informé par la suite
du nombre de bains qu'il avait pris et lui a ordonné d'en prendre
d'autres. L'autorise à prouver tous autres faits pertinents
et admissibles afférents à la cause. Rejette la troisième articulation des faits coarctés par B..., la preuve n'en devant pas être
relevante. Réserve à X... la preuve contraire. Commet Mon-
sieur........ juge, à l'effet de procéder aux enquêtes.... Réserve
les dépens....etc., etc.»

Appel fut relevé par le Dr **X...** Pendant la durée des débats
qui se déroulaient devant la Cour, parurent successivement les
deux documents ci-dessous.

« **Note pour M. le Dr X..., médecin, contre M. B...,
platrier.**

I.

»La Cour nous ayant arrêté après la lecture de nos conclusions, nous la prions, *en droit*, de se souvenir que si la responsabilité des médecins est soumise aux principes généraux,
l'appréciation de la faute qui est nécessaire ne doit jamais puiser sa source dans les discussions théoriques sur l'art de
guérir, et nous prions la Cour de se reporter aux divers arrêts
signalés dans nos conclusions et, en particulier, à l'arrêt de la
première Chambre du 28 mai 1877, que nous imprimons parce
qu'il n'a pas été recueilli; en voici le texte :

»Audience du 28 mai 1877.

»Attendu que R... s'est luxé l'épaule gauche dans une chute,
le 11 décembre 1872;

»Attendu que le Rapport des trois professeurs à la Faculté
de Médecine de Montpellier commis par la Cour constate, après
examen de R...: 1° Qu'il est atteint d'une luxation ; 2° Que
cette luxation a été le résultat de la chute et non des opérations
pratiquées par l'appelant; que les soins de celui-ci ont eu pour
résultat de rapprocher l'humérus de sa situation normale,
sans cependant la rétablir complètement; 3° Que le mode de
réduction par lui employé a été régulier, classique; 4° *Qu'il
peut arriver quelquefois aux plus habiles opérateurs de ne pas réduire une luxation récente de l'épaule*;

»Attendu que le même Rapport exclut les deux fautes lourdes

qui avaient été relevées par les premiers juges et *qui consistaient dans l'insuffisance des forces employées pour la réduction de la luxation et dans l'absence des précautions ordinaires, pour se convaincre qu'elle avait complètement réussi* ;

»Attendu qu'*il est de principe que le médecin qui agit dans les limites de son état, avec la conscience de la bonté de son système ou de sa méthode, n'encourt aucune responsabilité* ;

»Attendu, d'autre part, que les constatations précitées établissent, en faveur de l'appelant, l'absence de tout manquement aux règles générales de bon sens et de prudence auxquelles on doit se conformer dans l'exercice de sa profession, et qu'il n'y a dès lors à lui imputer ni négligence, ni imprudence ;

»Attendu que la partie qui succombe doit être condamnée aux dépens :

»La Cour homologue le Rapport des experts par elle commis, et, en prenant droit, déboute R... de sa demande et le condamne aux entiers dépens de première instance et d'appel.

II.

»A la publication de cet arrêt, nous joignons une note pratique qui nous a été remise par M. le Dr X... et dont les précisions sont de nature à jeter un jour complet sur la discussion.

»Une fracture des deux os, vers le tiers inférieur de la jambe, a lieu le 30 mai 1884; le trait de la fracture est oblique, ce qui dispose presque irrésistiblement les fragments à glisser l'un sur l'autre, et à se souder en position vicieuse et raccourcie.

»Cette fracture est simple; elle pouvait donc, d'après l'ordre habituel de ces lésions, aboutir à un résultat satisfaisant, même avec un petit raccourcissement imposé par l'obliquité de la coupe des fragments.

»Ce résultat a été à peu près atteint.

»Tout autre blessé serait satisfait de pouvoir marcher sans bâton, sans béquilles ; car, avec un raccourcissement de 1 centim., on ne boite pas, on n'a pas besoin de béquilles. Les gens que nous voyons *boiter* en marchant, même sans bâton et sans béquilles, ont au moins 0^m,04 de raccourcissement. Ce n'est pas le cas de l'ancien blessé, qui pourrait tout aussi bien, si cela l'intéressait, marcher sans béquilles, sans que cette attitude d'estropié puisse se justifier par l'état du membre.

»Que s'est-il donc passé depuis le 30 mai 1884, jour de l'accident, jusqu'à la fin d'octobre de la même année, époque à

laquelle le cal a été définitivement consolidé et capable de sup_
porter le poids du corps dans la marche ?

»Des circonstances multiples et inattendues se sont succédé
et ont abouti à un résultat assez ordinaire en pareil cas : *une
légère saillie au niveau de la soudure du fragment.*

»Pour se rendre compte de cette odyssée chirurgicale, il
convient de rappeler les trois phases qui la composent :

»1° *Du* 30 *mai* 1884 *au* 6 *juillet*, application et permanence
du bandage de Scultet, que le médecin visite de temps en temps,
change les coussins, resserre les chevilières et promène son
doigt sur le siège de la fracture, dont il n'est séparé que par
l'épaisseur d'une fine b andelette; ni douleurs, ni apparence de
déformation pendant ces trente-six jours ; ni plaie, ni compli-
cation autre que le *basculement* d'un fragment faisant saillie,
mais se recouvrant parfaitement sur l'autre. Rien à dire pour
cette période. C'est jugé !

»2° *Du* 6 *juillet au* 23 *août* 1884, le traitement offre des irré-
gularités, des lacunes dont le médecin et le blessé se rejettent
réciproquement la faute : le blessé témoignant au médecin
qu'il n'avait plus confiance en lui, et le médecin ne pouvant
plus compter sur la docilité du malade.

»C'est ainsi qu'après les bandes roulées, des bandages car-
tonnés, que le blessé enlève à son gré, sous prétexte d'*intolé-
rables douleurs* qui n'ont jamais pu exister avec des bandages
aussi anodins, c'est ainsi, dis-je, qu'avec ces moyens *ab hoc et
ab hac* on arrive à un événement assez inattendu.

»Le blessé fait venir en secret un médecin dont le nom n'a
jamais été révélé aux débats, et qui pourrait bien être un em-
pirique.

»Cette visite furtive a été ce qu'elle pouvait être de la part
d'un Confrère anonyme qui, sans se borner à blâmer le médecin traitant, a cru devoir désespérer le malade en lui disant
qu'il ne guérirait jamais. Or le méde cin masqué s'est gros-
sièrement trompé, ou bien a menti impudemment ; j'incline à
penser qu'il s'est trompé.

»Après cette visite en *catimini*, le blessé a pris lui-même la
direction de son traitement, il est devenu son chirurgien : il
prend des bains et montre moins que de la cordialité aux quelques visites que lui faisait le Dr X..., après le deuxième mois
de la fracture.

»De toute cette deuxième phase, il ne faut retenir que ceci :
c'est que les fragments étaient mobiles et pouvaient être réduits,
maintenus dans un bandage contentif, et attendre, dans cette

bonne position, la consolidation un peu tardive, mais inévitable dans les conditions ci-dessus. Cette mobilité existait encore au début de la troisième phase.

»*Troisième phase, du 23 août à la fin d'octobre. —* Le blessé vient à Montpellier en *voiture;* un chirurgien lui prescrit un appareil prothétique. C'était pour faire marcher le malade, alors que les os n'étaient pas encore soudés! Après avoir constaté la mobilité des fragments et leur légère saillie, pourquoi ne pas se hâter de mettre à profit cette mobilité persistante pour redresser l'angularité des fragments, pour rectifier la position et forcer ces fragments rebelles à se consolider en bonne direction ?

»Eh bien ! non. Le chirurgien dit au blessé : Allez à la Croix-Rouge et faites-vous construire un appareil de prothèse (πρὸ, τίθημι, je mets à la place) pour faire marcher le pied qui est encore mobile et dont on ne veut pas faciliter le redressement, et la consolidation par un simple bandage contentif qui coûte 25 *sous,* tandis que le prix de cet appareil *prothétique* a dû coûter une centaine de francs.

»Or cet appareil, commandé le 23 août, est livré seulement le 8 septembre.

»Comment, pendant ces seize jours, le blessé a-t-il soigné son membre, dont les fragments encore mobiles pouvaient être ramenés et consolidés en bonne direction ?

»Quel moyen provisoire a été employé par B.. pendant ces seize grands jours ?

»Nous n'en savons rien. Le blessé n'en dit mot, et encore moins le Rapport des experts.

»Et voyez comme ce Rapport *glisse* et *n'appuie* pas sur ce détail si important ! On ne peut ni savoir ni dire ce qui est advenu de cette intervention d'un chirurgien qui prend la suite d'un traitement sans appeler son Confrère, qui ordonne un appareil sans en contrôler la fabrication confiée aux Allemands de la *Croix-Rouge,* sans en faire lui-même l'application et sans en surveiller l'action.

»En effet, combien de fois le blessé a-t-il vu son chirurgien de Montpellier ? Combien de fois ce chirurgien, pendant trois ou quatre mois qu'a duré l'emploi de cet appareil, a-t-il vérifié, modifié cet instrument, qui cependant n'allait guère bien, puisque le bourrelier du village, se substituant au chirurgien de Montpellier, a dû arranger deux fois cet appareil ! Hélas ! comment, entre les mains de ce bourrelier, cet appareil *prothé-tique* a-t-il pu être arrangé, appliqué, employé utilement, et dans le but d'arriver à une consolidation en bonne direction, ce qui était on ne peut plus facile encore le 23 août, pour arriver au bon résultat ?

»Le blessé, qui a tant reproché à son premier chirurgien de ne pas avoir souvent et suffisamment examiné l'appareil et le membre pendant la première phase, aurait bien pu nous dire combien de fois son appareil prothétique et son membre ont été visités, examinés par le second chirurgien; il ne le dit pas, et le Rapport pas davantage !

»On comprend très bien que le Rapport ait *glissé* sur les malfaçons de l'appareil prothétique, sur son emploi défectueux et condamnable; mais ce qu'on comprend moins, ce qui est inexcusable, c'est que le Tribunal de .... ait laissé de côté le seul responsable du résultat définitif, et condamné un docteur rural qui certes n'aurait jamais approuvé l'usage de cet appareil dont on le rend responsable après que le blessé et le bourrelier s'en sont mêlés !

»Heureusement tout le dommage se réduit :

»1° A une légère saillie du fragment, qui ne gêne nullement la marche et les divers emplois de la jambe (voir le Rapport) ;

»2° A un raccourcissement de 1 centimètre, qui est une quantité essentiellement négligeable et laquelle, dans tous les cas, provient du mauvais emploi d'un appareil prothétique qui n'a pas maintenu en bonne position, dans l'immobilité, des fragments réductibles. Qu'on demande une indemnité à la *Croix-Rouge* ou au bourrelier, mais non au *Scultet* ou à X... !

<h2 style="text-align:center">III.</h2>

»La Note qu'on vient de lire nous a paru tellement satisfaisante que nous la donnons comme la meilleure critique de la décision de première instance ; cette décision accumule erreur sur erreur et motifs sur motifs pour affirmer, en de nombreuses pages d'impression, une responsabilité sur laquelle le jugement finit par déclarer qu'il n'est pas fixé, et, pour rassurer sa conscience, le juge aboutit à ce résultat qu'il ordonne une enquête pour préciser le traitement prescrit par le docteur.

» Nous avons fait justice de cette décision dans nos conclusions ; elle constituerait un bien grave danger pour les médecins si elle pouvait être sanctionnée par la Cour !

»Quel est le médecin, en effet, qui se fait suivre de témoins lorsqu'il prescrit ?

»*Nota.* — Nous ne dirons rien du moulage en pâte présenté

à la Cour : ce moulage ne répond en rien aux précisions du Rapport des experts, qui constatent la guérison *actuelle*, complète, avec raccourcissement de 0^m,01 et un cal protubérant, rien de plus; aussi avons-nous conclu à l'homologation complète de l'œuvre des experts.

»L. R..., avocat.
»E. C..., avoué.»

« NOTE AU CONSEIL POUR M. B..., ANCIEN PLATRIER, CONTRE LE Dr X...

»On a cru devoir, dans l'intérêt de M. le Dr X..., verser aux débats, à la dernière heure et sans nous l'avoir préalablement communiquée, une Note que nous ne pouvons pas laisser sans réponse, malgré notre désir de ne pas fatiguer la trop bienveillante attention de la Cour.

I.

»*En droit*, nous nous contenterons de prier la Cour de se souvenir que la responsabilité des médecins est soumise au principe général de l'art 1383, Code civil, et nous nous bornerons à rappeler comment la Cour de Cassation s'exprimait dans son arrêt du 21 juillet 1862 : « Attendu que, sans doute, il est de la sagesse du juge de ne pas s'ingérer témérairement dans l'examen des théories ou des méthodes médicales et prétendre discuter des questions de pure science ; mais qu'il est des règles générales de bon sens et de prudence auxquelles on doit se conformer avant tout dans chaque profession, et que sous ce rapport les médecins restent soumis au droit commun comme les autres citoyens... » Sirey 62, 1.817.

» M. le Procureur général Dupin s'exprimait ainsi : *Du moment qu'il y a eu négligence, légèreté, méprise grossière, et par là même inexcusable, de la part d'un médecin ou chirurgien, toute la responsabilité du fait retombe sur lui... il faut laisser à la science toute la latitude dont elle a besoin, mais accorder aussi à la justice et au droit commun tout ce qui leur appartient.*

» La jurisprudence a fréquemment appliqué ces principes (Code civil, Dalloz, art. 1383, n° 852 et suiv.), adoptés encore tout récemment par la Cour de Nîmes dans un arrêt du 11 juin 1883 que nous communiquons à la Cour (voir la Note). Quant à l'arrêt de Montpellier du 28 mai 1877, invoqué par M. X..., il constate, *en fait*, que la luxation a été le résultat de *la chute et non des opérations ; que le Rapport des experts exclut*

*les deux fautes lourdes qui avaient été relevées par les premiers
juges.*

»Ces deux fautes étant écartées par *les experts* comme non
établies, il ne pouvait y avoir lieu à responsabilité.

»Dans l'affaire actuelle, la *faute lourde*, qui a consisté, après
la levée du premier appareil de Scultet, à ne pas refaire la
coaptation, à ne pas replacer un second appareil pour immobiliser les os dans leur situation normale et à laisser ainsi la
fracture *abandonnée à elle-même* ou maintenue avec une simple
bande d'étoffe — ce qui revient au même —se consolider: 1° *dans
une position vicieuse* ; 2° *avec raccourcissement*, est au contraire
formellement retenue par les experts comme de nature à engager
la responsabilité du médecin (pag. 11, 12 et 35 des documents
imprimés et conclusion finale du deuxième Rapport des experts).

»Il ne s'agira donc pas de discussions théoriques sur une
méthode scientifique, la méthode de X..., *contraire aux règles d'une saine thérapeutique chirurgicale*, n'étant pas digne
de ce nom et ne pouvant qu'être assimilée à l'absence de toute
espèce de traitement, ce qui constitue évidemment la *faute
lourde.*

»Voilà notre réponse au point de vue du droit.

II.

»Aux précisions de droit contenues dans la Note de M. X...,
on a joint ce qu'on appelle une Note pratique et très satisfaisante
remise par M. X.. lui-même, à laquelle nous répondrons par
une Note pratique remise par M. B... et que voici :

»Depuis le commencement de l'instance, M. le Dr X... nous
avait déjà causé bien des surprises : il avait, dans le premier
Rapport des experts, reconnu l'exactitude de tous les faits rela-
tifs à la seconde période du traitement, du 6 juillet au 23 août,
il avait ensuite, dans le deuxième Rapport, dénié la plupart de
ces mêmes faits et soutenu pour la première fois, en l'absence
de B... et de ses témoins interrogés avant lui (23 novembre) et
non appelés à s'expliquer sur les faits nouveaux articulés par
lui (3 décembre), que B... avait refusé l'emploi d'un second
appareil de Scultet et qu'il ne lui avait jamais prescrit des
bains de jambe, de telle sorte que B... n'avait qu'à s'imputer
à lui-même le préjudice dont il se plaignait.

»Nous avons aujourd'hui la *troisième manière* de M. le Dr X...
Dans la Note distribuée à la Cour, il se livre à des attaques à
peine dissimulées et de la plus extrême violence contre l'une
des personnalités les plus éminentes de notre Faculté de Mé-

decine et l'un des experts investis de la confiance de la Justice, à l'occasion de la prescription faite, à la date du 23 août, par ce chirurgien, d'un appareil prothétique dont l'application a atténué, *dans la mesure du possible*, le dommage irréparable causé à B... par le fait de M. le Dr X... Il attribue à ce chirurgien la faute commise par lui-même, et qu'il reconnaît et précise très nettement dans sa Note (*défaut de coaptation et d'application d'un nouvel appareil*).

»C'est à cet appareil prothétique, *qui coûte une centaine de francs au lieu de vingt-cinq sous*, que serait dû tout le mal. Le chirurgien aurait eu le tort *de ne pas en contrôler la fabrication confiée aux Allemands (! !) de la Croix-Rouge, de ne pas en faire lui-même l'application, de ne pas en surveiller l'action .. le Rapport a glissé sur son emploi défectueux et condamnable, sur les malfaçons de l'appareil prothétique...; et ce qui est inexcusable, c'est que le Tribunal de .... ait laissé de côté le seul responsable du résultat définitif et condamné un docteur rural qui certes n'aurait jamais approuvé l'usage de cet appareil.*

»On dissimulera ces attaques, aussi violentes qu'injustes, en les faisant porter également sur les Allemands qui ont fabriqué l'appareil, — ce qui est d'ailleurs leur métier et ce dont ils se sont acquittés avec leur habileté ordinaire, — sur le modeste bourrelier qui par deux fois aura recousu *sans déplacement* l'une des courroies qui avait cédé, et même sur le médecin qui se sera borné à conseiller la visite au chirurgien, ce que X..., *qui n'est peut-être pas chirurgien*, aurait dû conseiller lui-même, comme tant d'autres l'auraient fait à sa place ; mais le véritable destinataire des objurgations de M. X... sera incontestablement l'éminent professeur.

»Nous n'avons pas mission de défendre la haute personnalité que M. X... ose attaquer. La Cour appréciera comme il convient un pareil système de défense ; mais, si les critiques si savantes de M. le Dr X... étaient fondées, on pourrait regretter que la chaire de Pathologie chirurgicale à notre Faculté ne lui ait pas encore été offerte : il pourrait ainsi *pratiquement* utiliser sa connaissance du grec (πρὸ τίθημι, *je mets à la place*) et se consacrer à l'étude *de la formation du cal* dans les fractures.

»Nous croyons devoir cependant rappeler à la Cour que l'état de la fracture au 23 août, jour de la visite au chirurgien, n'était pas le même qu'aux 6 juillet ou 11 juillet, jour auquel l'appareil de Scultet a été enlevé, et que le même traitement n'était plus possible (pag. 12 du Rapport imprimé). B...

III.

»La Note de M. B... nous paraît être une réponse suffisante et péremptoire à celle de M. X...

»En résumé, nous relevons à l'encontre M. X... une *faute lourde* retenue par les experts et par le Tribunal et précisée au commencement de la présente Note.

»Cette faute a-t-elle été commise par *ignorance grave ?* Tout semble le démontrer, et X... a formellement reconnu lui-même dans le premier Rapport (pag 6 et pag. 11 des documents) l'erreur par lui commise sur la nature des exubérances osseuses qu'il a confondues avec *le cal, alors que l'irrégularité de la situation constatée, du résultat du traitement était précisément caractérisée par un défaut de production de cette substance unissante* (pag. 33 des documents).

»Si l'on admet cette confusion grossière, d'autant plus vraisemblable que X... avoue la plupart des propos tenus par lui et rapportés par les témoins : *C'est le cal, ce sont les nerfs qui remuent, — il ne faut que du temps et de la patience, — avec un cal aussi solide tu ne risques rien, ce n'est que le moral qui est attaqué* (déposition des témoins, pag. 23 à 26 des documents), tout le traitement s'explique. *X... n'a rien fait, parce qu'il a cru à la guérison effectuée, alors qu'elle n'était même pas commencée et ne pouvait pas l'être avec de pareils moyens.*

»La responsabilité, à raison de cette erreur grossière, n'est pas contestable.

»Mais, comme nous l'avons déjà indiqué, elle ne le sera pas davantage si M. X... a, comme il le prétend dans le deuxième Rapport, tenu ces propos à B... et à tous les siens *pour rassurer le malade,* puisque, au lieu de le rassurer, il aurait dû au contraire lui révéler son véritable état et lui prescrire *impérieusement* un autre appareil qui était indispensable. C'est donc *sur les aveux mêmes de X...* que nous fondons notre action en responsabilité.

» Est-il besoin de rappeler que la nouvelle affirmation de X..., qu'il aurait proposé un autre appareil qui aurait été refusé, démentie par ses propos avoués et par ses actes, est *absolument inconciliable avec l'affirmation du cal formé,* et que nous avons d'ailleurs offert de rapporter la preuve contraire ; *nous sommes prêts à le faire si la Cour le jugeait nécessaire, et nous n'avons relevé appel incident que pour ne pas augmenter les frais déjà si considérables.*

» Il en est de même de la dénégation relative aux bains de jambe, de l'autorisation du lever *donnée le* 13 *juillet* (déposition C..., pag. 24 du document, *in fine*). — Déclaration de C... produite devant la Cour et qui n'a pu être soumise aux experts le 26 novembre, sur une affirmation de X... recueillie seulement par les experts le 3 décembre *non contradictoirement.* — De même encore pour l'indocilité reprochée aujourd'hui au blessé, alors que M. X..., au cours de son traitement, raillait son extrême prudence : « Tu ne mourras pas à la guerre », et autorisait le lever. Les experts affirment d'ailleurs que, même avec l'immobilité absolue, la guérison était impossible par l'étrange traitement prescrit.

» Toutes ces prescriptions s'accordent parfaitement avec la conviction de X... qu'il y avait guérison.

» En définitive, les experts, particulièrement prudents et réservés à raison de leur profession même, mais avant tout consciencieux et sincères, concluent à la responsabilité dans leurs deux Rapports, et le Tribunal, complètement éclairé par la *comparution des parties*, a, dans une décision aussi sage que juridique, dégagé cette responsabilité *des constatations des experts et des aveux de X...*

» Sur le préjudice, nous nous en remettons de la manière la plus absolue à l'appréciation de la Cour, en lui rappelant seulement que les experts constatent (pag. 12 et 13 des documents) *que B... ne marche pour le moment qu'avec son appareil et une béquille, qu'il pourra abandonner dans l'avenir ; que sa difformité, aujourd'hui irrémédiable et qui entraînera fatalement un degré de claudication, peut être considérée comme n'opposant qu'un obstacle restreint à la marche et à l'exercice de la profession, sauf peut-être pour les travaux périlleux qui s'exécutent sur les toits par exemple, et sur les échafaudages par conséquent,* sur lesquels sa profession de plâtrier l'oblige à monter constamment.

» B... est un malheureux ouvrier, chargé de famille, père de trois enfants, et on ose formuler contre lui une demande reconventionnelle, après le préjudice irréparable qu'on lui a causé par une ignorance grave ou par une impardonnable légèreté!

» La Cour jugera, et c'est avec la plus entière confiance dans sa justice aussi impartiale qu'éclairée, que nous attendons sa décision.

» B....... partie.

» R. L.... avocat.

» A....... avoué.»

Arrêt de la Cour d'appel (27 février 1888).

« Attendu que le 30 mai 1834, B..., plâtrier, domicilié à C..., a été victime d'un accident de charrette. Que les deux os de sa jambe droite (tibia et péroné) ont été fracturés au-dessus de la cheville. Qu'il a fait appeler immédiatement le docteur X..., de C... Que celui-ci, après avoir réduit la fracture aussi exactement que possible, a entouré le membre cassé d'un appareil clinique connu sous le nom d'appareil Scultet;

» Attendu que jusques au six juillet, jour de la levée de cet appareil, aucune faute n'a été relevée contre le docteur X..., ainsi que le déclare le jugement du vingt-neuf mai 1886 ;

» Attendu que, par ce même jugement, le premier juge a donné mandat à MM. Jaumes, Dubrueil et Grynfeltt, professeurs à la Faculté de Médecine de Montpellier, d'examiner à nouveau la jambe de B..., de recueillir les renseignements qui leur seraient communiqués, soit de vive voix, soit par écrit, et de répondre aux questions qui leur étaient posées pour éclaircir ou compléter leur premier Rapport ;

» Attendu que les experts ont déposé leur nouveau Rapport le 18 février 1887. — Qu'il y a lieu de s'en rapporter aux constatations et aux renseignements qu'ils ont consignés dans ce travail aussi complet que consciencieux, sans tenir aucun compte des affirmations intéressées des parties et de leurs déclarations en Chambre de conseil, qui n'ont pas été constatées par procès-verbal, ainsi que le veut la loi ;

» Attendu qu'il résulte du Rapport précité que le 6 juillet a marqué une période pendant laquelle les os de la jambe de B..., jusque là mobiles, se sont soudés dans une position vicieuse. — Que ce résultat définitif incombe au Dr X... qui s'est contenté d'appliquer au membre cassé un appareil rudimentaire composé d'attelles de carton maintenues par une bande roulée, au lieu de recourir, lorsqu'il a constaté le chevauchement et la mobilité relative des fragments, aux moyens contentifs que la situation exigeait ;

» Attendu que ce mode de traitement, qui a duré depuis le 6 juillet jusques au 23 août, constitue une faute qui engage la responsabilité du Dr X.., mais que cette faute est atténuée dans une très large mesure par les doutes manifestés par les experts sur les résultats du traitement qui fait l'objet de leurs critiques, par les imprudences accumulées de B... et par l'état actuel de sa santé ;

» Que, d'une part, les experts, après avoir déclaré qu'ils ne se croyaient pas autorisés à déterminer avec précision la cause du défaut de consolidation de la fracture trente-huit jours après l'accident, constatent : qu'il est hors de doute que, bien que les fragments des os brisés ne fussent pas soudés l'un à l'autre, la surface de la cassure de ces fragments n'était plus au 6 juillet ce qu'elle était au moment de l'accident du 30 mai ; — que dans cet intervalle de 38 jours un travail de réparation devait s'être accompli dans une mesure suffisante pour modifier la disposition primitive de ces fragments ; — qu'il s'était o péré, à défaut de soudure d'un fragment avec son congénère, une cicatrisation plus ou moins accentuée de chacun de ces fragments isolés ; — qu'il s'était déposé sur la surface de la cassure de chacun de ces fragments une couche plus ou moins homogène d'exsudations plastiques ; — que de là pouvait peut-être résulter l'impossibilité pour ces fragments de s'adapter et de s'emboîter comme ils l'auraient fait le 30 mai, et par suite l'impossibilité pour le membre de récupérer exactement sa conformation première ; — que de plus, la fracture étant essentiellement oblique, toute imperfection dans la coaptation devait, sous l'influence de l'action musculaire presque fatale, aboutir non seulement à la persistance des saillies anormales sur le contour du membre, mais encore à un raccourcissement et que, tout en persistant dans la pensée que le Dr X... aurait dû recourir le 6 juillet à un appareil prothétique, ils n'admettent pas, sans réserves, que cet appareil, s'il en avait été fait usage, eût amené une consolidation régulière, sans raccourcissement aucun, du membre blessé ;

»Que, d'autre part, il est avéré par les déclarations de B... lui même, qu'il s'est levé dès le 13 juillet ; — que dès qu'il a eu quitté le lit, il a pris des bains d'eau de son et de feuilles de noyer additionnés de sel de cuisine ; — qu'il est sorti le 23 août pour aller chez le Dr Dubrueil, et qu'avant cette sortie il a circulé de sa chambre dans sa cuisine et réciproquement ; — qu'il a consulté un autre médecin dont il n'a jamais dit le nom ; — que le 17 août il a imaginé un appareil à attelles de carton réunies par des linges, et qu'il n'a plus posé que pour mettre la jambière faite à la Croix-Rouge sur l'ordonnance du Dr Dubrueil ; — qu'il a fait raccommoder deux fois cette jambière par le bourrelier de C... qui en dépose ; qu'il s'est traité seul jusques à la consolidation de sa blessure, et qu'en tous cas il n'indique ni quels sont les soins qu'il a reçus, ni quels sont ceux qui les lui ont donnés ; — qu'il offre, il est vrai, d'établir que le Dr X... l'a autorisé à marcher, à se promener et à prendre des bains ; mais que la preuve tardive de ces faits, tenant l'aveu de B... consigné dans le Rapport des experts, que le Dr X... ne cessait pas de lui recommander l'immobilité la plus complète, doit être rejetée comme absolument invraisemblable ;

»Qu'enfin la guérison de B... est aujourd'hui complète, que la fracture est consolidée de telle sorte qu'au prix d'un raccourcissement de 1 centim. et d'une claudication très légère qu'on ne saurait chiffrer, il pourra se servir de sa jambe sans jambière ni béquille et se livrer sans trop de gêne à l'exercice de sa profession ;

»Attendu que si l'on tient compte de ce qui précède, il est certain que l'infirmité de B... doit être attribuée plus encore à ses propres imprudences qu'aux résultats douteux de la faute du Dr X... et qu'il est juste de compenser les dommages et intérêts qui lui sont réclamés avec les honoraires qui lui sont dus et qui font l'objet de sa demande reconventionnelle ;

» Par ces motifs : La Cour, ayant tel égard que de droit aux conclusions principales de l'appelant et aux conclusions subsidiaires de l'intimé, reforme le jugement entrepris ; ce faisant, fixe à deux cent francs les dommages et intérêts dus par le Dr X... à B..., estime à deux cents francs les honoraires dus par B... au Dr X...; compense ces deux sommes ; fait masse des dépens, qui seront supportés *æqualiter* par les deux parties ; ordonne la restitution de l'amende.»

Cette affaire prête à réflexions.

Celles qui vont suivre émanent de moi seul, je tiens à le déclarer dès le début. Elles n'engagent par conséquent en rien, à aucun degré, ni dans le présent ni dans le passé, mes deux honorables Collègues, MM. Dubrueil et Grynfeltt.

L'affaire, considérée dans son ensemble, comporte deux aspects distincts, quoique solidaires.

Le Dr X... a-t-il ou n'a-t-il pas commis une faute? Cette faute a-t-elle entraîné un préjudice exigeant réparation ? C'est là évidemment la question principale, dont j'entreprendrai tout à l'heure l'examen.

Auparavant, il n'est pas, ce me semble, hors de propos de

consacrer quelques instants à des particularités extrinsèques, in-
dépendantes du problème médical proprement dit et susceptibles,
soit d'offrir un intérêt général, soit de projeter quelque lumière
sur les divers incidents de la longue évolution de la cause ainsi
que sur les conditions qui ont pu en influencer la solution.

Notre deuxième Rapport reproduit *in extenso* la note écrite qui
nous fut remise par Mme veuve C... à la suite de sa déposition orale.

Si nous nous décidâmes à l'insérer intégralement, c'est parce
que j'avais eu occasion de constater les inconvénients possibles du
parti contraire.

Dans une autre circonstance, en effet, où j'avais l'honneur de
figurer comme expert, mes Confrères et moi crûmes pouvoir,
devoir même élaguer des documents rédigés par les témoins les
hors-d'œuvre et ne reproduire dans notre Rapport que les faits,
les déclarations susceptibles d'être invoqués utilement dans la
discussion médicale.

Cette manière de comprendre la mission de l'expert souleva
des objections.

N'est-il pas vrai pourtant que le médecin obligé, dans un conflit qui nécessite l'examen de faits sur lesquels il a à se prononcer,
de se renseigner, pour se faire une opinion, auprès de personnes
incompétentes, doit nécessairement opérer un triage parmi tous
les détails qui lui sont communiqués ? Ne voit-on pas tous les jours,
dans les maladies les plus vulgaires, l'attention des gens du monde
impressionnée par les circonstances les plus futiles alors que les
phénomènes les plus significatifs passent inaperçus ? L'homme de
l'art qui procède à une enquête clinique n'est-il pas sans cesse
contraint de ramener sur le terrain scientifique le témoin absorbé
par des préoccupations sans valeur ?

Dans l'espèce, par exemple, l'odeur des coussins et surtout les
petits boutons blancs de la jambe de B... tenaient un rang pri-
vilégié dans les souvenirs des témoins ; ils y revenaient conti-
nuellement.

Et puis, quel crédit prêter aux appréciations de la bonne
Mme veuve C..., qui, lors de son dire devant nous, ne se rappe-

lant plus si à la fin de juillet, allant à la recherche du Dr X..., elle l'avait rencontré au *cercle* ou au *café*, se montrait émue de cette défaillance de mémoire et se rassurait enfin à la pensée que c'était écrit sur le papier qu'elle allait nous remettre ; qui garantit sur sa «conscience» que B... n'a jamais commis une seule imprudence et en donne pour preuve la précaution de dresser un rempart de chaises entre le lit et les visiteurs ? etc , etc.?

L'expert médecin n'a à s'occuper que des données médicales du problème. Sur ce terrain, d'où il ne doit pas sortir, il est seul capable de manœuvrer en connaissance de cause, de discerner la portée des indications qui lui sont soumises. Pourquoi la Justice, sans se départir, du reste, du privilège d'user, selon ses vues, des documents versés au procès, refuserait-elle à l'expert, dont elle réclame l'opinion sur le fait en litige, les moyens de condenser la discussion, de la débarrasser des détails oiseux, parfois même burlesques, de la circonscrire dans le domaine exclusivement scientifique?

Pour peu que l'on cherche à se rendre compte de la nature des relations qui ont existé entre le D^r X .. et B... à partir du moment de la fracture et surtout à partir du 6 juillet, on ne peut manquer d'être frappé du peu d'ascendant, d'autorité du médecin sur le blessé. Dès les premiers jours après l'accident, leurs rapports revêtent un caractère qui s'accentue de plus en plus à mesure que le temps marche, pour en arriver, tant chez l'un que chez l'autre, à de l'insouciance.

Le blessé fait bon marché des recommandations de son médecin ; il donne des leçons de musique, se promène dans l'intérieur et même, paraît-il, en dehors de son appartement ; il se construit et s'applique un appareil, etc.

Le médecin, lui, ignore ces infractions, ou, s'il les connaît, réagit... sans énergie. Vient un moment où il ne peut plus s'y méprendre : il n'est plus maître de son malade, il ne l'a pas dans la main ; et alors il ne rompt pas nettement, carrément avec lui, mais il ne le surveille pas non plus assidûment.

De l'ensemble de ces relations se dégage l'indice d'une lassitude

réciproque, chacun ayant assez de l'autre et personne ne s'expliquant franchement.

Arrive l'expertise.

Quand la Justice associe dans une mesure quelconque le médecin à son œuvre, c'est pour celui-ci un honneur dont il a le
droit d'être fier. Mais, en retour, qu'on veuille bien ne pas l'ou-
blier, l'accomplissement d'une expertise en responsabilité médicale expose à de pénibles conjonctures.

Qu'on se représente par la pensée un praticien atteint, quoi
qu'il arrive (car l'action dont il est l'objet sera toujours exploitée
à son détriment), dans sa dignité, dans ses intérêts, et devant lui
un ou plusieurs Confrères chargés de fouiller sa vie professionnelle,
d'y poursuivre les preuves d'une erreur, d'une bévue, d'un manquement quelconque, et on reconnaîtra sans peine ce que la situation a de maussade pour les uns et les autres.

Toujours est-il que, lors de sa première comparution (9 mai
1885), le Dr X... était décontenancé au point que nous dûmes
lui arracher par lambeaux les indications que nous devions recueillir, sans parvenir à dissiper les obscurités dont témoignaient
ses réponses et dont le premier Rapport accuse la trace, en ce qui
concerne, par exemple, la méconnaissance de la mobilité de la
fracture le 6 juillet, d'une part, la confusion entre la saillie des
fragments chevauchés et l'exubérance du cal, d'autre part.

Nous serions sortis de notre rôle, à ce moment, en signalant
l'existence d'une pareille émotion et en l'interprétant dans un sens
favorable à la cause de notre Confrère. Notre devoir était de con-
signer scrupuleusement, sans réticences, sans atténuations, ce
qu'il nous disait.

Aujourd'hui, la même réserve n'a plus de raison d'être. Je
puis dès lors faire remarquer que :

D'abord, l'erreur sur l'état de la fracture, après le 6 juillet,
n'est pas admissible ; car enfin il ne s'agissait pas d'un diagnostic
clinique, à proprement parler, mais d'un fait matériel, palpa-
ble, grossier, accessible au plus incompétent, ainsi que M. X...
nous le faisait observer plus tard, et qui ne pouvait passer ina-
perçu puisque le blessé s'en plaignait spontanément.

Ensuite, étant donnés les éléments sur lesquels s'appuyait l'action intentée contre lui, il eût été bien facile au Dr X..., en supposant fondés les reproches qu'on lui adressait, de se présenter à nous avec un thème préparé d'avance et combiné de façon à masquer ou à nier les détails susceptibles de gêner sa défense et à mettre, au contraire, en relief les incidents qui, en le justifiant, rejetaient sur son adversaire la responsabilité du résultat final.

Nous n'avions pas en effet à nous prononcer sur une action nette, précise, formelle, circonscrite dans un court espace de temps; il ne s'agissait pas ici de la prescription, attestée par la rédaction de l'ordonnance, d'une dose réputée toxique d'un médicament, de l'issue d'un flot de sang au lieu de pus à la suite d'un coup de bistouri, etc., etc.; tous cas dans lesquels les déterminations de l'expert ont pour point de départ, pour base, un fait brutal, incontesté, dont ce même expert n'a à apprécier que les origines et les conséquences. Il fallait, sur le vu d'une imperfection dans la guérison d'une fracture qui avait mis plusieurs mois à se consolider, remonter dans le passé jusqu'au 30 mai 1884, analyser les péripéties du traitement de ce jour au milieu du mois d'août, mesurer la part respective d'influence exercée sur la marche de la lésion par le médecin et par le malade, et le tout, sans un de ces points de repère en eux-mêmes hors de discussion parce que la constatation matérielle en est permise au premier venu.

Or, non seulement le Dr X..., il est juste de le reconnaître, n'a pas eu recours à un système devant lequel n'eût peut-être pas reculé un médecin décidé à se tirer *quand même* d'un mauvais pas ; mais de plus, il faut bien en convenir également, son attitude terne, effacée, hésitante, a imprimé à l'expertise un caractère que nos Rapports ne pouvaient pas ne pas refléter.

Enfin, et pour comble, sous le coup de l'irritation (c'est la seule explication plausible) ressentie à la suite du jugement du Tribunal du 31 octobre 1887, cette inertie se transforme inopinément en un accès de rage qui se traduit par la publication de la *Note pratique*, où l'inconvenant, l'odieux même, le disputent

au ridicule, où il se donne avec une insigne maladresse les apparences d'un coupable aux abois, ne reculant devant aucun moyen
pour se soustraire au châtiment qui l'attend.

Je reviens au problème qui était en cause.

Dans nos deux Rapports successifs, nous avons relevé, au profit
ou à la charge de l'un et l'autre des adversaires, toutes les particularités contenant en elles-mêmes un élément d'appréciation
clinique ; nous nous sommes efforcés de remonter à l'origine du
vice de consolidation, de découvrir la part d'action incombant à
chacun, médecin ou malade, dans la production de ce vice de
conformation. En fin de compte, nous n'avons pas cru pouvoir
nous prononcer catégoriquement.

Le jugement du Tribunal du 31 octobre 1887, l'arrêt de la
Cour lui-même, nous le verrons plus tard, ont tranché la question en faveur du client.

Les considérants sur lesquels s'appuient ces décisions ne me
paraissent pas avoir dissipé les obscurités, comblé les lacunes
devant lesquelles nous nous étions arrêtés. Je vais essayer de le
prouver.

Une telle discussion a quelque chose de très délicat. Je l'en-
treprends toutefois avec confiance, convaincu que je suis que
MM. les Magistrats ne se méprendront pas sur le mobile qui
m'inspire et n'auront même pas la pensée de mettre en doute
mon profond respect.

La première période du traitement (30 mai-6 juillet) a, dès
l'abord, été mise hors de cause.

Le débat a porté exclusivement sur la deuxième période, qui
s'ouvrit avec le 6 juillet.

La distinction introduite par le jugement entre les deux fautes
qu'aurait commises le Dr X... (application, le 6 juillet, d'un
appareil insuffisant, — défaut de coaptation des fragments) découle d'un malentendu.

En thérapeutique chirurgicale, la mise en rapport préalable
des fragments d'une fracture, c'est-à-dire la coaptation, fait par-

tie intégrante de l'opération qui consiste à immobiliser le membre dans un appareil, de Scultet ou autre. Dire, à propos d'une fracture, qu'on a appliqué un Scultet, c'est dire implicitement qu'on a ramené et maintenu les fragments en bon rapport pendant l'application de l'appareil.

Aussi, après avoir signalé l'indication à remplir, par suite de la non-consolidation de la fracture de B... au trente-huitième jour (« c'était le cas de refaire la coaptation exacte des bouts fragmentaires de la fracture et de réappliquer l'appareil de Scultet, s'il eût voulu, ou tout autre, de façon à assujettir...»), nous étions-nous bornés, dans nos développements ultérieurs, à viser l'ensemble de l'opération, parce que nous comprenions implicitement, dans l'application d'un Scultet, la coaptation des fragments.

Nous étions d'autant plus autorisés à ne pas revenir, chaque fois que ce détail surgissait dans la discussion, sur l'opportunité de cette coaptation, que nous étions édifiés sur les connaissances techniques du Dr X... à cet endroit. Dès l'instant que le 30 mai 1884, au moment de l'accident, M. le Dr X..., avant d'entourer le membre d'un appareil de Scultet, avait pris la précaution de faire « pratiquer par des aides, sous sa direction, l'extension et la contre-extension (c'est B... lui-même qui nous a parlé de cette manœuvre), de façon à réduire la fracture aussi exactement que possible », nous n'étions pas fondés à le suspecter d'ignorance sur ce point spécial et nous devions considérer comme démontré que si, le 6 juillet suivant, il eût réappliqué un Scultet, il n'eût pas manqué d'user des mêmes précautions.

Or cette distinction occupe un rang important dans le jugement du 31 octobre 1887. Elle introduit dans le débat un grief indépendant, existant *per se*, et dont la responsabilité retombe uniquement sur le Dr X...

Le jugement constate en effet que le Dr X... n'a pas procédé, le 6 juillet, à cette coaptation, qu'il n'en a jamais parlé, qu'on ne découvre nulle part aucune trace d'un refus opposé par B... à l'exécution de ladite coaptation ; comme si ce temps, cet élément (coaptation) d'une opération complexe (application d'un

appareil) avait à lui seul sa raison d'être ; comme si le Dr X...
pouvait, en supposant réel le refus opposé par B... à l'application
d'un nouveau Scultet, proposer et exécuter une coaptation non
accompagnée des moyens destinés à la maintenir, c'est-à-dire
de l'installation d'un appareil suffisant de contention !

Il y a donc lieu d'effacer ce reproche (non-exécution de la
coaptation, le 6 juillet), et de le confondre avec celui qui
était adressé au Dr X... de n'avoir pas eu recours à un mode
suffisant de contention lorsque, après trente-huit jours écoulés
depuis la fracture, l'appareil de Scultet a été enlevé.

Le 6 juillet, les fragments n'étant pas soudés et n'occupant
pas la position qu'ils auraient dû avoir, on n'a pas fait ce qui
eût été convenable pour rectifier les rapports de ces fragments
entre eux, pour en favoriser la soudure : voilà le fait. Dans
quelle mesure les arguments invoqués par le jugement du 31 octobre permettent-ils d'attribuer, *en principe,* la responsabilité
de ce fait au Dr X... ?

C'est seulement à l'occasion de la deuxième expertise que le
Dr X... a mentionné le refus opposé par B... à l'application
d'un nouveau Scultet ; de plus, invité, à la chambre du Conseil,
à s'expliquer sur ce point, il s'est retranché derrière un oubli,
une inattention aussi surprenante que regrettable. — Si réellement les choses se sont passées comme le raconte le Dr X...,
il est certes bien surprenant et bien regrettable que, lors de sa
première comparution devant nous, cette circonstance, qui trans-
formait la physionomie de l'affaire, qui l'exonérait complètement, n'ait pas été rappelée, spécifiée. Si cette imputation à
l'adresse de son client, devenu son adversaire, est contraire à la
vérité, il est encore plus regrettable que le Dr X..., inquiet du
sort de son procès, n'ait pas reculé devant un mensonge. Je n'ai
pas besoin de faire ressortir la gravité de cette seconde hypothèse : elle n'engage pas seulement le niveau des connaissances
médicales, cliniques, du Dr X... ; elle ne tend à rien moins
qu'à flétrir son caractère. Dans l'accomplissement de notre

mission d'experts, nous ne nous sommes pas crus en droit, en dépit de ce que son silence antérieur avait de surprenant, de ne pas tenir compte de ses affirmations catégoriques. Il nous eût fallu pour cela des preuves convaincantes. Ces preuves, je ne les découvre pas dans le jugement du 31 octobre.

Le Dr X... a continué ses visites à B...; or, si ce dernier s'était refusé à l'application d'un nouveau Scultet, le souci de sa dignité professionnelle en même temps que le soin de sa responsabilité commandaient au médecin de se retirer. — Cet argument mérite d'être envisagé au point de vue du fait et au point de vue de la doctrine.

En fait, le Dr X... a continué ses visites après le 6 juillet, c'est vrai ; mais franchement il n'en a pas abusé. Sur un total de 33 visites; il y en a eu 24 du 30 mai, jour de l'accident. au 6 juillet; les visites régulières ont cessé le 6 août, la dernière a eu lieu le 26 août: donc, en admettant qu'il n'en ait pas été fait entre le 6 et le 26 août, le nombre de celles à répartir entre le 6 juillet et le 6 août ne s'élève pas au-dessus de 8. Huit visites en un mois pour une fracture arrivée au trente-huitième jour, sans consolidation, avec chevauchement, et *maintenue par un appareil reconnu insuffisant*, correspondent imparfaitement à ce que la surveillance aurait dû avoir d'assidu, d'incessant, précisément pour tâcher d'obvier autant que possible aux conséquences des défectuosités de l'appareil.

Quant à la doctrine, elle me paraît passible de deux ordres d'objections. Je fais appel aux souvenirs, au témoignage des personnes du monde, s'il s'en trouve, qui prennent la peine de me lire. Étant malades elles-mêmes, ont-elles toujours accueilli avec résignation les prescriptions de leur médecin? N'ont-elles jamais discuté avec lui l'efficacité de tel ou tel agent, l'utilité, les inconvénients, les dangers de l'emploi de telle ou telle substance? Ne leur est-il pas arrivé même d'arguer de leur tempérament, de leur constitution, de leur expérience personnelle, de l'exemple de M. Z... ou de Mme Y..., pour expliquer, justifier et faire triompher leur répugnance invincible à mettre en pratique le moyen conseillé? N'ont-elles pas vu maintes fois un médecin en lutte avec le patient, avec l'entourage, s'efforçant de faire accepter sa manière de voir et trop souvent obligé d'y renoncer? N'ont-elles pas entendu raconter ces anecdotes, que le public se transmet avec complaisance, dont ont été les héros M. tel, qui atteint d'une fluxion de poitrine a énergiquement repoussé le vésicatoire dont son médecin voulait l'emplâtrer et n'en a pas moins guéri? Ou de M. tel, qui, après une blessure, a rembarré son médecin lui présentant l'amputation de la jambe comme l'unique ressource pour l'arracher à la mort, et n'en a pas moins continué à vivre avec ses quatre membres, etc.? Et les personnes du monde qui me lisent, si je les prie d'être sincères, ne reconnaîtront-elles pas, d'une part qu'elles ont plus ou moins discrètement applaudi à la fermeté de l'intéressé, d'autre part que, dans le plus grand nombre de ces cas, le médecin, tout en regrettant de voir ses avis méconnus, a continué ses soins et son dévouement? Ces aventures sont, du plus au moins, de tous les jours. Se figure-t-on ce que seraient les relations entre malade et médecin si celui-ci, se retranchant solennellement derrière « le souci de sa dignité professionnelle » et « le soin de sa responsabilité », rompait avec quiconque refuserait de suivre un traitement? Mais si ces préceptes venaient à triompher, peu de médecins soigneraient une maladie d'un bout à l'autre, car peu de maladies évoluent sans que le médecin rencontre quelque mauvais vouloir, quelque tricherie dans l'exécution de ses prescriptions. Bien mieux, dans une petite localité, chaque conflit de cette sorte marquant le signal d'une rupture, il ne faudrait pas longtemps pour que le médecin n'ait plus de malades et les malades plus de médecin. Heureusement l'homme de l'art se fait une autre idée de sa mission. Il sait, il sent qu'elle exige plus de patience, de ménagements, surtout moins de susceptibilité et de prévoyance égoïste; il se résigne, au prix « du souci de sa dignité » et « du soin de sa responsabilité », à faire la part des idées préconçues, des préjugés, des répugnances; il compose avec les obstacles que les souffrances, l'irritabilité, les préoccupations du sujet, opposent à la réalisation de ses conceptions thérapeutiques, et son devoir le retient auprès du client dont une transgression formelle à ses conseils a compromis l'avenir ; car enfin son devoir est de pallier dans la mesure de ses forces, du possible, les conséquences de cette transgression.

Dans quelques circonstances, exceptionnelles il est vrai, le médecin *peut*, le malade, l'entourage s'obstinant à ne pas faire ce qu'il conseille ou à faire ce qu'il défend, se retirer. Il le peut, parce que l'abnégation, la longanimité, ont des bornes ; et, dans l'hypothèse où plus tard l'interruption de ses soins lui serait reprochée, il alléguerait à bon droit le « souci de sa dignité, le soin de sa responsabilité». Mais il reste seul juge, dans sa conscience, de l'opportunité d'une détermination aussi radicale, seul il est apte à décider du moment où il doit refuser ses soins.

Et pour si valables que soient les raisons qui dictent sa conduite, peut-être l'enchevêtrement des circonstances, habilement exploité par le dépit, la rancune, voire même par le désir de remplacer des honoraires à payer par des dommages-intérêts à recevoir, l'exposera à des désagréments.

Le jugement du 31 octobre 1887 excipe de la continuation des soins donnés à B..., au delà du 6 juillet, par le Dr X.... pour établir en principe la culpabilité de ce dernier. Eh bien ! conservons par la pensée, à l'affaire actuelle, sa même physionomie, avec cette seule différence qu'à partir du 6 juillet le Dr X... n'aurait plus mis les pieds chez son malade. C'est alors que celui-ci aurait cru avoir beau jeu contre lui ! Est-on sûr que le juge ne lui aurait pas dit à son tour : Je ne m'inquiète pas de ce que vous aviez à faire, *cliniquement*, le 6 juillet. Une telle discussion est du ressort des gens du métier, je ne m'y aventure pas. « Les tribunaux... ne sont point juges compétents des théories, des opinions, des systèmes ; ils ne peuvent apprécier l'opportunité, l'exactitude plus ou moins parfaite d'une opération chirurgicale, la valeur d'un procédé comparée aux résultats d'un autre procédé, parce qu'ils ne sauraient jamais être convertis en conseils médicaux supérieurs, distribuant le blâme avec la peine et indiquant la route qu'il faut suivre » (Arrêt de Besançon, 18 décembre 1844). « Il ne s'agit pas de savoir si tel traitement a été ordonné à propos ou mal à propos, s'il devait avoir des effets salutaires ou nuisibles, si un autre n'aurait pas été préférable, si une telle opération était ou non indispensable, s'il y a eu imprudence ou non à la tenter, adresse ou maladresse à l'exécuter ; si avec tel ou tel instrument, d'après tel ou tel autre procédé, elle n'aurait pas mieux réussi. Ce sont là des questions scientifiques à débattre entre docteurs et qui ne peuvent pas constituer des cas de responsabilité civile et tomber sous l'examen des tribunaux. Il n'y a pas à examiner... si, l'accident arrivé, il fallait employer tel mode de compression ou tel autre, si les moyens résolutifs étaient suffisants ou non. La question est ici entre Hippocrate et Galien ; elle n'est pas judiciaire » (Procureur général Dupin, 1835). — Mais, vous ne pouvez le contester, il fallait un moyen quelconque de contention que vous auriez eu à surveiller avec d'autant plus de vigilance que vous l'auriez estimé plus imparfait. Le refus que vous prétendez avoir été opposé à vos propositions, le 6 juillet, ne vous déchargeait pas du soin de surveiller le patient. Pendant trente-huit jours, sa jambe était restée étroitement emprisonnée dans un appareil ; on comprendrait à moins un peu de mauvaise humeur, le désir impérieux de quelque répit. Cet état nerveux se serait sans doute calmé, le sujet aurait récupéré la notion de ses véritables intérêts ; vous seriez parvenu à vos fins sans que le résultat final en fût sérieusement compromis, car il n'était pas inexorablement indispensable que le nouveau Scultet fût placé le 6 juillet ; un retard de deux, trois, de quelques jours n'aurait pas empêché la guérison de s'accomplir dans des conditions relativement satisfaisantes. En supposant même que B... se fût obstiné à refuser le Scultet, de ce que le moyen, à votre avis le meilleur, n'était pas accepté, ce n'était pas une raison pour ne pas en employer du tout. Un système de contention moins bon n'en aurait pas moins exercé une somme quelconque d'action salutaire ; son infirmité actuelle en eût été amoindrie, et c'eût toujours été autant de gagné ; vous n'auriez pas fait tout ce que vous auriez voulu faire, mais vous pourriez vous dire et on reconnaîtrait que vous avez fait tout ce que vous avez pu. Personne ne songe à imposer au médecin l'obligation de toujours réussir pour le mieux ; en revanche, lorsque le médecin se dérobe aux engagements tacites du contrat qui le lie à son client, lorsqu'il abandonne son malade, il méconnaît son devoir professionnel, il doit réparation du dommage que son intervention aurait peut être prévenu ou diminué. «N'y eût-il que celui (le fait) d'avoir abandonné le malade et refusé de le visiter lors même qu'il en était par lui requis, ce fait à lui seul suffirait pour justifier la condamnation en dommages-intérêts civils prononcés contre Thouret-Noroy ; en désertant son malade, il a manqué au premier devoir de son état, à cette double qualité qui distinguait le médecin d'Horace : *Celer atque fidelis medicus* » (Procureur général Dupin).

A ces « déductions », à ces « présomptions », le jugement associe « une imprudence » résultant « du langage tenu par X... à B..., le 6 juillet, lors de l'enlèvement de l'appareil..., à l'instant où il constatait la mobilité et le chevauchement des fragments de la fracture ». En disant le 6 juillet et postérieurement: « C'est le cal, ce sont les nerfs », le Dr X... s'exposait à être taxé d'ignorance quant à l'état réel de la fracture, préparait à son détriment une explication de l'emploi d'un appareil insuffisant, inspirait à B... une décevante espérance de guérison, et enfin justifiait le refus opposé par ce dernier à l'installation d'un appareil plus convenable.

Cette argumentation n'est pas probante.

L'action du médecin sur le malade, sur son entourage, n'est pas uniquement pharmaceutique ou chirurgicale. Une bonne parole, un encouragement, l'acquiescement apparent à une explication scientifiquement insoutenable, à une théorie saugrenue, au besoin même une de ces absurdités dont le public est si friand parce qu'elles flattent ses préjugés, parce qu'il croit en saisir le sens, la portée, parce qu'elles satisfont à son désir instinctif de se rendre compte des choses, constituent d'excellents auxiliaires. Le médecin utilise tous les incidents, toutes les ressources qui lui paraissent pouvoir l'aider à atteindre le but qu'il poursuit ; il fait des concessions, il se prête à des compromis, il altère la vérité même, si besoin est. Quel praticien se refuserait, grâce à ces concessions, à calmer momentanément les angoisses d'un malade, de sa famille, à dissiper pour un temps leurs inquiétudes, à respecter leurs illusions ?

Et ce n'est pas seulement un devoir « d'humanité », comme le proclame le jugement ; c'est quelquefois une indication clinique à laquelle le praticien obéit, et dans ces cas cette concession mérite d'être élevée au rang d'un véritable remède dont le médecin seul est en mesure d'apprécier l'opportunité. — Supposons même que ce ne fût qu'une question « d'humanité », qui consentirait, avec le jugement, à la circonscrire aux seules occurrences « où la science est impuissante à conjurer le mal et à procurer l'amélioration ou la guérison du malade » ?

Mais, ajoute le jugement, si ces propos n'avaient pas été tenus, »on doit admettre que B..., à moins qu'il n'eût perdu la notion du bon sens et de son propre intérêt,.., se serait incliné devant la nécessité d'appliquer un nouvel appareil de Scultet, semblable à celui qu'il avait subi pendant trente-huit jours ».

Or, dans l'espèce, c'est précisément sur ce point que portait le débat ; c'est là que résidait l'inconnue à dégager.

Tandis que le jugement établit, *à priori*, que B... n'avait pas perdu « la notion du bon sens et de son propre intérêt, qu'il se serait incliné devant la nécessité d'un nouvel appareil », nous autres experts, instruits par les leçons de l'expérience, nous avons cru devoir rester indécis, parce que nous avons eu maintes fois occasion de constater, de mesurer les défaillances du bon sens des malades, parce que nous savons combien peut être étrange l'idée qu'ils se font de leur propre intérêt, parce qu'enfin, il faut en convenir, la perspective d'un nouveau Scultet après trente-huit jours d'emprisonnement dans cet appareil ne pouvait avoir rien de séduisant.

Cette réserve théorique se trouvait, de plus, justifiée en fait :

Pourquoi le Dʳ X... prescrivait-il à B... « de garder un repos absolu » ? Loin de considérer, avec le jugement, cette recommandation comme « propre à inspirer au malade une décevante espérance de guérison », il est bien plus logique d'en déduire que le Dr X... n'estimait pas la soudure achevée, car, les fragments une fois soudés, le « repos absolu » n'avait plus de raison d'être.

De plus, comment le Dr X... se serait-il mépris sur l'état de la fracture ? Ce n'était pas ici, je le répète, à proprement parler, un diagnostic médical à établir ; il n'était pas nécessaire d'être médecin pour s'apercevoir que les fragments étaient mobiles, et le Dr X... ne pouvait pas en ignorer dès l'instant que le patient lui-même lui signalait le défaut de consolidation.

Le jugement reconnaît du reste que ces déductions « ne sont pas absolument indiscutables », que ces présomptions « n'équivalent pas à des preuves ». Toutefois, de leur ensemble, de leur association avec les «propos» du 6 juillet, il conclut «que c'est par le fait, par la faute directe ou l'imprudence de X... que le 6 juillet un appareil insuffisant a été appliqué à B... ; qu'ainsi, en se plaçant à tous les points de vue et en acceptant même toutes les déclarations de X... et les hypothèses les plus favorables, il faut reconnaître que sa responsabilité est engagée ».

Je ne m'étendrai pas sur les objections que suggèrent, en principe, ce raisonnement et la conclusion qui en découle, car, en fait, le jugement les réfute lui-même.

«Le jugement (Note pour M. le Dr X..., médecin, contre B..., plâtrier) finit par déclarer qu'il n'est pas fixé, et, pour rassurer sa conscience, le juge aboutit à ce résultat qu'il ordonne une enquête pour préciser le traitement prescrit par le docteur. »

En effet, le problème n'est pas résolu, le débat entre les accusations de B... et les explications du Dr X... n'est pas réglé dès l'instant que «le Tribunal, s'il est à un point de vue abstrait suffisamment éclairé....., n'est pas complètement fixé sur la question de responsabilité. »

Nous venons de voir combien, à un point de vue abstrait, les préceptes proclamés par le Tribunal concordent peu avec les éventualités, les exigences, de la pratique médicale.

Mais en outre, ici, il ne s'agit pas d'abstractions.

B... s'est-il levé? a-t-il marché? s'est-il promené? a-t-il pris des bains de jambe ? Tout cela contre le gré ou à l'insu de son médecin ? A-t-il reçu les soins d'un Confrère, sans l'assentiment et la coopération du Dr X... ? Et j'ajoute : A-t-il, le 6 juillet ou les jours suivants, refusé un nouveau Scultet ? a-t-il, en un mot, commis des fautes et des imprudences qui, selon le Tribunal, auraient pour conséquence de « sinon complètement déplacer les responsabilités, tout au moins engager la responsabilité de B... » ; qui, en réalité, « auraient pour effet de faire peser sur le dit B... toutes les responsabilités » ? Voilà ce qu'il fallait savoir et ce qu'on ne sait pas, le jugement en convient, puisqu'il reconnaît « combien la lumière est désirable sur ces questions », puisqu'il conclut, en définitive, à la nécessité d'une nouvelle enquête « pour éclairer sa religion ».

Cette enquête aurait-elle « tiré » de l'audition des témoins « toutes les ressources dont » celle dont nous avions été chargés « était susceptible » ? Serait-elle parvenue « à démêler la vérité entre les allégations contradictoires » des parties ? Je me permets d'en douter.

Non seulement il eût fallu, pour que le produit de cette enquête fût en conformité légitime avec les faits, obtenir des renseignements complets et sincères sur les multiples incidents qui ont à coup sûr marqué le long traitement de cette fracture, que rien ne fût oublié, dissimulé, exagéré, atténué, dénaturé ; mais encore il eût fallu pouvoir restituer à chacun de ces incidents sa signification, sa portée, et par conséquent sa valeur réelle ; il eût fallu, en d'autres termes, reconstituer rétrospectivement tous les détails de l'histoire de cette fracture, remonter à leur point de départ, leur assigner une date précise, retrouver leur enchaînement, les remettre à leur place entre ce qui a précédé et ce qui a suivi, leur rendre leur vrai caractère, les faire revivre, en un mot, sous peine d'en déduire des conclusions erronées.

Même en prêtant aux intéressés, à tous ceux qui auraient été invités à « éclairer la religion » du magistrat, la volonté bien arrêtée d'être véridiques, ce travail eût rencontré des obstacles sérieux dans l'incompétence, les préjugés, les partis pris inconscients, qui se seraient nécessairement reflétés dans les récits, les appréciations où le magistrat, incompétent lui aussi, aurait dû puiser ses convictions.

Mais, de plus, l'espèce actuelle présente un écueil devant lequel nous nous sommes arrêtés et que peut-être le magistrat n'aurait pas réussi à franchir.

Du Dr X... ou de B..., l'un des deux ment. Comme nous le disions dans notre second Rapport, «il ne s'agit plus ici de dissentiments sur des nuances, des appréciations, des interprétations, sur des recommandations, des prescriptions plus ou moins expressément, plus ou moins nettement formulées, plus ou moins favorablement accueillies, plus ou moins exactement exécutées ; il s'agit de faits matériels, d'objets palpables, à l'occasion desquels le sieur B... et le Dr X... sont en contradiction formelle ».

B... donne de l'appareil substitué, le 6 juillet, au Scaltet, une description qui ne se concilie pas avec celle du Dr X...

B... nous a présenté deux morceaux de carton, ridicules en tant qu'attelles, dont le Dr X... aurait songé à faire usage; celui-ci affirme ne pas les reconnaître, ne s'en être jamais servi, n'avoir jamais songé à s'en servir.

B... nous a présenté un appareil confectionné, dit-il, par lui-même, que le Dr X... aurait vu et manipulé, puisqu'il serait intervenu dans son application. Le D^r X,.. proteste contre cette assertion.

Il est très à présumer que l'enquête ne serait pas parvenue à distinguer le vrai du faux.

En revanche, nous nous sommes abstenus, on l'a remarqué, de prendre parti dans ce conflit. Nous n'avons pas voulu qu'on pût nous accuser de faire, par esprit de camaraderie, pencher la balance en faveur d'un Confrère. On nous l'accordera néanmoins, nous étions fondés, jusqu'à preuve contraire, à accorder plus de créance aux souvenirs, et, subsidiairement, à la parole du médecin. Était-il téméraire d'espérer que, étant donnée l'impossibilité matérielle de trancher le différend clinique, thérapeutique, le médecin bénificierait des obscurités dont ces incidents restent enveloppés ?

Il n'en a pas été ainsi. De plus, le jugement n'a tenu aucun compte d'autres considérations qui sont dans les Rapports, mais que le même sentiment de réserve nous a empêché d'exprimer aussi clairement que nous ne l'aurions fait si un Confrère n'eût pas été en cause.

Ainsi, par exemple, la jambe gauche de B... n'a plus et ne récupérera jamais dans sa forme, ni dans ses dimensions en longueur, sa régularité de jadis : la fracture a laissé après elle un dommage ; cela est positif.

Quelle est l'importance de ce dommage ?

Les constatations consignées dans notre premier Rapport (épaisseur de l'épiderme de la plante du pied, intégrité des téguments au niveau de la fracture, solidité de la consolidation, saillie de 0,01 1/2 centim. de l'un des fragments sur le côté interne du membre, raccourcissement de 0,01 centim.) nous avaient renseigné sur la situation présente et rassuré quant au pronostic à venir. Nous exprimions notre opinion dans les lignes suivantes : « Déjà, c'est certain, B..., avec son appareil et une béquille, se livre sans trop de peine à la déambulation. Il est venu sans trop se fatiguer à Montpellier et chez M. le professeur Jaumes. On le rencontre, au dire de M. X .., se promenant dans les rues de son village ; et ce qui prouve bien pour nous qu'il n'est pas condamné à un repos forcé par sa fracture vicieusement consolidée, c'est l'état de l'épiderme de ses régions plantaires, qui ne diffère pas de celui des personnes se livrant à la marche et qui, de plus, est identique chez lui à droite et à gauche. Certainement il a une fracture vicieusement consolidée, mais bien consolidée à l'heure actuelle, qui a amené un raccourcissement de 0,01 centim. du membre, et qui par conséquent gênera toujours la marche dans une certaine mesure. Mais il est certain aussi qu'au prix d'une claudication qu'on ne saurait chiffrer, B... pourra dans la suite se servir de son membre, non seulement sans béquille, mais de plus sans le secours de sa jambière, puisque le cal, tout vicieux qu'il est, est maintenant absolument solide, et se livrer sans trop de peine aux travaux de sa profession, sauf peut-être ceux quelque peu périlleux qui s'exécutent sur les toits, par exemple ....

en l'état, la fracture est complètement consolidée avec un raccourcissement peu prononcé du membre, mais avec un cal difforme.
Néanmoins cette difformité, aujourd'hui irrémédiable et qui
entraînera fatalement un certain degré de claudication, peut être
considérée comme n'opposant qu'un obstacle restreint à la marche
et à l'exercice de la profession. »

Cette rédaction nous avait paru donner à la fois satisfaction,
et aux convenances, qui nous interdisaient d'avoir même l'air de
faire trop bon marché d'imperfections dont la responsabilité était
imputée à un Confrère, et à la vérité, qui, en nous faisant un
devoir de signaler le dommage, nous commandait également de
le ramener à ses véritables proportions. Si les conditions du débat
où nous avions à intervenir ne nous avaient pas exposés à une
suspicion de partialité, peut-être aurions-nous dit plus crûment :
Il s'en manque de peu que B... puisse se servir de sa jambe
comme le premier venu. Il me semble toutefois que cette impression se dégageait des termes du Rapport. Il me semble surtout
que la légitimité de notre appréciation fut plus tard très explici-
tement corroborée et rendue manifeste par le récit que M. V...
nous fit, le 3 décembre 1886, du spectacle auquel il avait assisté :
« En mars 1885, il a vu le sieur B... monter sur le mur de
clôture, ayant 1^m,50 environ de hauteur, et sauter de l'autre
côté de ce mur, à pieds joints, soutenu seulement par ses mains
appuyées sur le faîte de ce mur. Les deux pieds ont porté simultanément sur le sol et y ont laissé deux empreintes égales, parfaitement visibles grâce à l'état du terrain détrempé par la pluie.
Puis le sieur B .., après avoir exonéré son gros intestin dans
l'attitude ordinaire, a gravi à nouveau le mur de clôture à la
force des poignets, et est repassé chez lui de la même façon qu'il
en était sorti. Il était sans béquilles».

Avions-nous à le faire remarquer, une infirmité qui permet,
pour le libre choix d'un *water-closet*, une pareille gymnastique,
n'a pas de quoi assombrir les jours de celui qui en est atteint.

Une telle infirmité justifie, de plus, faiblement l'attitude de B...
devant nous et probablement devant ses juges.

Le corps s'affaissait sur la béquille, le pied et la jambe gauches

effleuraient à peine le sol, la voix était traînante et plaintive, l'œil
larmoyant. Nous ne fûmes pas longtemps, je le répète, à être
convaincus qu'il y avait là beaucoup de mise en scène; que B...
ne *simulait* pas, puisqu'un dommage réel existait, mais qu'il en
exagérait beaucoup l'intensité.

Nous crûmes encore devoir taire cette réflexion.

D'abord, on n'aurait pas manqué de dire : Voilà bien ces
médecins ! ils sont obligés d'avouer que les os font une bosse sur
la jambe, que la jambe est plus courte que l'autre, et, malgré
tout, pour sauver un Confrère, ils n'hésitent pas à accuser le malheureux blessé de jouer la comédie !

Ensuite la disproportion de cette attitude avec le dommage
réel nous paraissait suffisamment accusée par nos constatations et
par le jugement que nous portions sur la situation actuelle et à
venir du sujet.

En troisième lieu, ces exagérations sont de la monnaie cou-
rante, dans les contestations de ce genre. Celui qui intente un
procès à un entrepreneur, à une compagnie, après une blessure
produite dans un chantier ou dans un accident de chemin de fer,
fait le plus souvent, et même inconsciemment, un tableau amplifié
de ses souffrances ; il cherche à susciter la commisération, à
gagner le suffrage de ceux qui, à un titre quelconque, ont action
sur l'issue de ce procès.

Quatrièmement enfin, il est une circonstance à laquelle, pour les
mêmes motifs, nous n'avons pas donné place dans les Rapports.

Un membre fracturé est immobilisé dans un appareil. La fracture une fois soudée, guérie, et l'appareil enlevé, le membre,
rendu à la liberté, ne se retrouve pas, sur l'heure, tel qu'il était
avant l'événement : les chairs sont amaigries, les articulations
voisines sont raides, etc., etc.; un temps parfois assez long est
nécessaire avant que ce membre récupère son état, anatomique
et fonctionnel, primitif. Or le sujet peut beaucoup sur ce délai,
dont la durée est ordinairement en raison inverse du soin qu'il
prend de soumettre le membre à des exercices, à un véritable
entraînement. Que serait-il advenu de la jambe de B...si, à partir
du moment où, grâce à la jambière, la soudure est devenue

solide, il avait progressivement fait fonctionner cette jambe avec l'intention arrêtée d'en tirer le meilleur parti possible ? Je ne saurais le dire exactement. En revanche, je ne crois pas trop m'aventurer en supposant, bien que nous ayons la preuve qu'il s'en servait, que ses efforts tendaient plutôt à la faire passer pour impotente ; que dès lors il la laissait plus volontiers au repos ; qu'en la laissant au repos, il a favorisé la persistance des phéno-mènes (amaigrissement des muscles, etc.) indépendants du vice de consolidation ; que, en définitive, il a contribué à prolonger la durée de l'imperfection fonctionnelle.

Tels sont les motifs qui me font considérer le jugement du 31 octobre 1887 comme trop sévère pour le Dr X...

L'arrêt du 27 février 1888 démontre que Messieurs les Magistrats de la Cour d'appel en ont ressenti la même impression.

Cet arrêt, nous l'avons vu, renvoie le plaignant et le médecin dos à dos, les dommages et intérêts réclamés par le premier au second étant compensés par les honoraires qui revenaient à ce dernier.

A vrai dire, la pensée qui a inspiré la Cour est bien celle qui ressort de l'étude de l'ensemble de la cause.

S'il est mal aisé de déterminer avec précision sur qui, du malade ou du médecin, doit retomber la responsabilité du résultat incriminé, c'est que la manière de faire de l'un et de l'autre laisse singulièrement à désirer.

Le malade, cela n'est pas douteux, puisqu'il en convient lui-même, s'est, notamment à partir du 6 juillet, comme complu à décourager, à lasser son médecin, à méconnaître ses recommandations, à agir en dehors de lui.

Le médecin, de son côté, n'a pas pris, vis-à-vis du blessé, l'attitude dont la conscience de son rôle aurait dû l'engager à ne pas se départir ; le procès entamé, il a accumulé maladresse sur maladresse, s'attachant, pour ainsi dire, à jeter le discrédit autant sur son caractère que sur ses aptitudes professionnelles, techniques.

Toutefois, la partie essentielle du problème en litige n'a pas été résolue et, je persiste à le croire, ne pouvait pas l'être. Pour si minime que soit le dommage subi par B..., ce dommage existe. Mais l'incertitude qui règne sur son véritable auteur devait, ce me semble, être interprétée en faveur de l'homme de l'art.

Pour que le médecin soit condamné à l'occasion de faits de sa pratique, les présomptions, les probabilités même, ne suffisent pas ; il est indispensable que sa faute soit clairement, incontestablement mise hors de doute ; il faut que le dommage consécutif à cette faute puisse lui être imputé exclusivement et sans hésitation.

Ce n'était pas le cas, dans l'espèce, la Cour l'a reconnu elle-même, dès l'instant que la réalité de la faute n'était pas entièrement démontrée, que surtout le point de départ, l'origine, l'auteur, et subsidiairement la responsabilité du dommage, restaient enveloppés de mystère.

Et pourtant, au fond, l'arrêt de la Cour aboutit à la condamnation du Dr X...

En ce qui concerne B..., ses prétentions n'ont pas été accueillies, voilà tout : il n'a pas obtenu ce qu'il demandait ; mais, à part cette déception, il ne reçoit aucune atteinte de la décision de la Justice.

Le Dr X..., au contraire, s'il n'est pas convaincu d'avoir rendu un client infirme, reste au moins sous le coup de soupçons dont sa dignité, sa considération, se ressentiront inévitablement.

Pour B..., ce procès demeure un incident sans conséquences ultérieures ; pour le D^r X .., la Justice ne l'ayant pas expressément relevé des accusations portées contre lui, c'est une déchéance, une tare professionnelles.

Bien mieux, la personne seule de B... était intéressée à l'issue de ce conflit. Le gain ou la perte du procès n'engageaient à aucun degré la corporation des plâtriers.

Les soupçons dont le caractère et les connaissances techniques du Dr X. . restent l'objet rejaillissent infailliblement sur ses Confrères.

Que le bon renom du Corps médical souffre du fait seul d'inculpations du genre de celles auxquelles le Dr X... avait à répondre, cela est incontestable ; à plus forte raison doit-il en être ainsi lorsque la Justice confirme la légitimité de ces inculpations, lorsque même elle ne se croit pas en état d'en proclamer l'inanité et, par suite, de disculper le praticien, d'anéantir jusqu'aux soupçons qui pourraient continuer à peser sur lui.

Que la Justice veille à maintenir le Corps médical dans le droit chemin, rien de mieux. Mais, qu'on ne s'y trompe pas pourtant, ces conflits n'ont pas pour résultat d'élever le niveau des connaissances techniques ou de pousser à l'observation plus scrupuleuse des devoirs professionnels. Au contraire, j'en ai l'intime conviction, les malades ne peuvent qu'y perdre.

Cette proposition surprendra sans doute, car elle va directement à l'encontre des idées généralement admises ; mais quiconque voudra bien se donner la peine d'y réfléchir reconnaîtra que, sous ses apparences paradoxales, elle exprime une vérité.

Tout ce qui peut diminuer la confiance que le malade et son entourage doivent avoir dans le médecin compromet inévitablement les intérêts du patient.

De son côté, le médecin a besoin d'avoir ses coudées franches, de se sentir à l'abri d'éventualités menaçantes. Du jour où il sera autorisé à prévoir que ses concessions ont quelque chance d'être retournées contre lui, de servir de prétexte à des revendications, il sera par là même contraint de modifier ses allures, il donnera le pas à sa propre sécurité, il se tiendra systématiquement sur la défensive, il manœuvrera de manière à se prémunir contre toute mésaventure, il aura des dehors imperturbablement corrects, il sera officiellement irrépréhensible, et, somme toute, le public en pâtira.

J'essayerai, dans un autre travail, de montrer, après d'autres, ce qu'il y a d'artificiel dans la conception, aujourd'hui en honneur, de la responsabilité dite médicale. Je laisse de côté, pour le moment, ce point de vue d'ensemble. Me renfermant dans les limites tracées par la jurisprudence actuelle, je me borne à signaler le nombre sans cesse croissant des poursuites intentées par les clients, qui aboutira, si l'on n'y prend garde, à l'adoption de mœurs professionnelles peu en harmonie avec les vraies exigences de la mission du médecin.

Extrait du MONTPELL'ER MÉDICAL

(2ᵉ série, tom. XII. — Mars 1889.)

Montpellier. — Typographie CHARLES BOEHM

www.ingramcontent.com/pod-product-compliance
Ingram Content Group UK Ltd.
Pitfield, Milton Keynes, MK11 3LW, UK
UKHW022050170726